LES CAUSERIES

DU DOCTEUR

Imprimerie L. Toinon et Ce, à Saint-Germain.

LES CAUSERIES DU DOCTEUR

ENTRETIENS FAMILIERS

SUR L'HYGIÈNE

PAR

Mme HIPPOLYTE MEUNIER

> Je ne vois point de créature
> Se comporter modérément.
> Il est certain tempérament
> Que le maître de la nature
> Veut que l'on garde en tout. Le fait-on ? Nullement.
>
> (LA FONTAINE.)

PARIS

LIBRAIRIE DE L. HACHETTE ET Cie

BOULEVARD SAINT-GERMAIN, N° 77

1868

A LA MÉMOIRE

DE MON PÈRE

LE DOCTEUR GÉRARDIN

INTRODUCTION

Pourquoi le mal existe-t-il ? Pourquoi sommes-nous malades? Pourquoi sommes-nous malheureux? Les savants, médecins et philosophes, étudient ces questions : mais elles intéressent tout le monde, puisque tout le monde en souffre. Chacun doit donc aspirer à partager la science, car une direction plus intelligente de nos actes pourrait modifier un grand nombre de circonstances funestes, bannir graduellement la douleur qui nous atteint et nous rendre plus heureux. Il n'y a pas folie à le dire. Il n'y a pas impiété à l'espérer. Telle était du moins la pensée d'un homme bon, qui a vécu pour faire le bien. En prenant son souvenir pour

1

guide nous avons tenté de réunir dans ce livre quelques-uns des conseils que son savoir mettait à la portée de tous. La foi simple et tendre qui résultait de son enseignement nous a facilité la tâche ; car — longtemps après lui — comme une trace lumineuse, elle éclaire encore ses amis.

Les influences naturelles ou sociales menacent de toutes parts la santé de l'homme et sa vie. La civilisation, en le sauvant du premier danger, le précipite dans le second. Si la maison est pour lui un abri, elle est aussi une contrainte, et répond aux besoins factices plus qu'aux exigences de la nature : car en se réfugiant sous un toit, il fuit l'air libre, l'atmosphère qui est le champ de la vie. Tous les abus de l'alimentation sont également à craindre : nous ne pouvons vivre au milieu de nos semblables, c'est-à-dire en société, sans avoir à les redouter — car tous contribuent à nous faire partager leur demeure et leur repas, à modifier nos vêtements selon leurs goûts et leurs usages ; et notre existence est influencée, en bien ou en mal, par des habitudes qui nous sont imposées malgré nous.

Ces conséquences seraient évitées par la diffusion des connaissances de l'hygiène — de cette science qui établit les moyens de préserver du mal les individus et les sociétés. Ainsi la santé générale profiterait du savoir personnel et des précautions intimes de chacun : — ainsi serait affirmé le grand principe de solidarité.

Malgré le progrès incessant de ses découvertes et leur application, l'homme ne réussit pas aussi bien que les animaux à se maintenir en santé. Il ne sait pas, comme eux, élever ses propres enfants. D'où lui vient cette infériorité ?

L'ignorance seule cause ses maux. La mère humaine, au rebours de la mère animale, n'est point guidée par la sûreté de l'instinct. Si elle reste ignorante, elle reste inférieure à la brute. Et pourtant, de son degré de connaissance dépend la santé de la famille. La grande mortalité des enfants en est la preuve, et ne peut malheureusement pas être contestée. Les médecins nous apprennent que 30 p. c. nouveau-nés meurent dans la première enfance, sans atteindre l'âge de cinq ans! Bien que le docteur Ulysse Trélat nous affirme que « la mort doit être la fin et non l'interruption violente de l'œuvre de chacun, » — pour un grand nombre d'êtres cette œuvre ne commence même pas. La vie les quitte avant qu'ils aient conscience d'eux-mêmes. L'enseignement des mères peut seul opposer une lutte à ce permanent impôt qui décime nos jeunes générations. Cette question de santé générale intéresse directement chaque foyer.

Par une étrange confusion d'idées et de mots, les femmes se défendent toutes de posséder aucune notion sur la médecine : elles disent qu'il leur faudrait étudier la pathologie (et pour cela disséquer) [1], avant d'être aptes à soigner elles-mêmes leurs enfants. Or la pathologie fait apprécier au médecin les désordres que la maladie a provoqués dans les organes, et diffère gran-

1. *Miss Nightingale.* Notes on nursing, page 74.

dement de l'hygiène qui enseigne à la mère à *conserver* en santé le fils de ses entrailles, à l'élever sain et sauf pour en faire un homme !

Élever un enfant ! Chère et sainte science ! que faut-il donc pour l'acquérir ? Si tant d'êtres souffrent dès la naissance, aucun secours ne peut-il leur être apporté ? Dans le village, chez le paysan, — dans le ménage de l'ouvrier des villes, — dans l'appartement plus vaste de la dame, partout même ignorance ! à peine né, tout animal respire : l'air pur est nécessaire à son organisme, — le petit de l'oiseau n'en manque pas sur la branche, — le petit de la femme en est privé dans la maison ! Elle l'enferme, le blottit sous un châle ou dans ses rideaux ; elle le soustrait à la vivifiante lumière, et de bonne heure il contracte les maladies ou les principes de maladies qui se développeront un jour ou l'autre.

Pendant ce temps l'oiseau sait orienter son nid, la chenille même sait, en filant sa chrysalide, prémunir le futur papillon contre les atteintes de l'hiver. « Pour la propreté, pour la chaleur, pour la grâce élégante, le nid est supérieur en tous points au wigwam de l'Indien, à la case du nègre, qui souvent en Afrique, n'est qu'un baobab creusé par le temps [1]. »

Qu'est un berceau à côté d'un nid ? De quelle sécurité entoure-t-il le nouveau-né ? La femme qui vient de mettre au monde un enfant n'a pas la connaissance instinctive de ce qu'il réclame. Elle ignore qu'il est influencé beaucoup plus qu'elle par le besoin d'air pur, de chaleur convenable. Elle ne se doute pas que la vie de ce petit être dépend *absolument* de la propreté qu'elle saura maintenir autour du frêle corps : d'abord, sur ce corps même, en le lavant sans cesse, avec scrupule, mais aussi sur ses habits, dans son lit, — enfin dans le logis qu'il habite.

Elle ignore combien la nourriture doit être *mesurée* à l'enfant, régulièrement donnée ; combien un repas trop précipité ou

1. Michelet, *l'Oiseau*, p. 220.

trop complet est une menace sérieuse pour son existence. Le mode d'allaitement est le seul qui offre toute sécurité : encore ne faut-il point abuser même du lait maternel !

De notre temps, les idées sont tournées avec ensemble vers l'hygiène publique. La reconstruction de nos villes s'opère sur une grande et coûteuse échelle. De toutes parts s'ouvrent de larges voies de communication. Les jardins se multiplient sur nos squares et purifient l'air par les végétaux. — Par l'aménagement plus habile des égouts, les eaux fétides disparaissent ; par une meilleure distribution des fontaines, les eaux pures, venues de très-loin, sont abondamment répandues. A tant de mesures précieuses d'assainissement général est-on sûr que viennent répondre les habitudes privées ? Il est, au contraire, permis d'en douter.

Si les notions d'hygiène étaient acquises par les femmes, les préjugés diminueraient dans la vie de famille. Une science pratiquée chaque jour, deviendrait usuelle et ne serait plus bafouée. Loin d'en rougir, les mères se hâteraient de puiser dans le livre les conseils d'application facile qui les aideraient dans leur tâche sacrée. La routine serait vaincue et la belle santé de leurs enfants les récompenserait de leur intelligent effort.

Modifier les habitudes dans le logement, le vêtement, la nourriture, selon les saisons et les climats ; s'exercer à la responsabilité des actes ; ne point accepter toute maladie comme une dispensation de la Providence, mais chercher à en garantir les siens par la prévoyance de la conduite : voilà ce que la sollicitude féminine peut très-bien et très-vaillamment entreprendre.

C'est la femme en effet, qui gouverne la maison ; qui veille à l'arrangement intérieur du logis ; qui décide pour ses enfants du choix des habits, de leur opportunité, les remplaçant quand ils s'usent, ou quand la saison se prononce. C'est elle, chose considérable ! qui détermine la nourriture, la

gagne souvent, et toujours la prépare. A-
t-on réfléchi à l'importance de tant d'actes
sérieux que chaque jour ramène ? Est-on
sûr que ce rôle de ménagère soit aussi
médiocre qu'on le dit légèrement, et qu'il
ne faille pas une étude préalable pour le
remplir avec justesse ?

« Dans la grande majorité des cas, dit
miss Nightingale, la mort de l'enfant est
un accident et non le résultat nécessaire de
quelque désordre constitutif. » Or cet accident serait prévu et *prévenu* par la mère attentive, si elle appelait son esprit en aide à
son cœur; si ne se contentant pas d'aimer
elle voulait connaître l'organisme du corps
de son enfant et les impérieuses nécessités
de la Nature. Ces profondes lois naturelles,
Dieu dans sa sagesse les a faites immuables. Elles ne peuvent être impunément
violées : qui les méconnaît, souffre et meurt,
ou fait mourir les siens.

On a vu des maladies graves se développer à la suite d'un bain trop chaud,
pris intempestivement, à une heure trop

rapprochée du repas. Très-souvent même un homme succombe après une immersion dans la rivière, qui interrompt chez lui le travail de la digestion. On s'asphyxie comme à plaisir en respirant l'air confiné des théâtres, des cafés, des ateliers, des casernes. Dans les écoles, les jeunes enfants sont très-généralement soumis aux vices de l'entassement, et les habitants d'une commune se préoccupent peu de parer à cet inconvénient en faisant reconstruire une maison d'école plus saine, plus aérée, dans les conditions réglementaires de chauffage et de ventilation.

Le règlement! voilà le grand mot. On cède à l'autorité supérieure, mais le plus tard possible et quand on ne peut faire autrement. Il est cependant une autorité à laquelle nous devrions nous ranger sans conteste, celle de la raison, de la sagesse, qui nous répète sur tous les tons le « Connais-toi toi-même » des anciens.

Ces Entretiens familiers offrent des notions très-élémentaires sur la vaste science de l'hygiène, qui les renferme toutes. Ils en indiquent à peine les plus intéressants chapitres et provoquent une étude plus complète, plus approfondie. Adressés à tous, leur forme, nous l'espérons, permettra qu'ils soient lus sans fatigue, le soir à la veillée, par les enfants et par les mères. Leur but sera atteint s'ils captivent en instruisant : car ils auront fait revivre l'enseignement d'une voix aimée.

ENTRETIENS FAMILIERS

SUR L'HYGIÈNE

CHAPITRE PREMIER

A QUOI SERT LE VENT?

Le Docteur. — Quelle heure est-il chez vous, mon voisin ?

Jacques. — Ah ! c'est vous, Monsieur ! entrez donc ! mais, je ne sais pas trop l'heure : mon horloge marque huit heures, il en est peut-être bien neuf ou dix. Elle est toute détraquée.

Le Docteur. — Comment se fait-il que votre horloge marche mal, Jacques ?

Jacques. — Je la monte tous les samedis, exactement : et pourtant elle recommence à divaguer bien avant le samedi suivant.

Le Docteur. — Il faut en faire reproche à celui qui vous l'a vendue. Mais d'abord, regardons-y un peu nous-mêmes.

JACQUES. — Je vais vous ouvrir la porte du coffre.

LE DOCTEUR. — Eh bien ! mon garçon, votre horloge est en très-mauvais état. Si elle ne marche pas, la faute en est à vous, et non à l'ouvrier qui l'a faite. Voyez donc ! quelle poussière dans chaque coin ! Les rouages ainsi encrassés ne peuvent se mouvoir avec précision. Il faut que l'horloger vous la nettoie; et puis, à l'avenir soyez plus soigneux : tenez-la propre !

JACQUES. — Et vous croyez qu'après cela, elle dira l'heure juste ?

LE DOCTEUR. — Non-seulement je le crois, mais j'en suis sûr : et c'est le moins, convenez-en, qu'un homme comme vous, Jacques, sache prendre soin d'une horloge dans sa boîte : car n'êtes-vous pas chargé d'une pièce d'un mécanisme bien autrement délicat ?

JACQUES. — Je ne vous entends pas, Monsieur.

LE DOCTEUR. — Si vraiment, vous allez me comprendre. Dieu vous fit un corps qui est aussi une machine destinée à fonctionner régulièrement. Bien supérieure aux travaux des hommes, comme tout ce qui sort des mains du suprême Ouvrier, la machine humaine est faite pour se nettoyer, se réparer *d'elle-même*. Elle doit conserver ses proportions relatives pendant une longue durée de soixante-dix à quatre-vingts ans. Mais

en nous confiant ce corps, Dieu nous a imposé
le *devoir* d'en prendre soin.

JACQUES. — Cependant vous, Monsieur, qui
êtes médecin, vous savez bien que presque tout
le monde est malade à son tour.

LE DOCTEUR. — Oui, je reconnais qu'il en est
ainsi. Mais je *sais* qu'il est rare que le malheur
et la maladie soient pour l'homme autre chose
que la conséquence de ses actes. S'il n'agissait
pas au rebours de ses intérêts, le mécanisme
intérieur serait en équilibre : l'harmonie, qui est
la santé, serait maintenue, comme la marche de
votre horloge.

JACQUES. — Ce serait bien commode si on pouvait *éviter* d'être malade !

LE DOCTEUR. — C'est ce que je vous répète toujours. Sachons *prévenir* le mal; cela est plus sage
que d'avoir à le *guérir*.

JACQUES. — C'est qu'aussi, Monsieur, vous
n'êtes pas un médecin comme les autres : vous
désirez que chacun se porte bien, car la maladie des gens ne vous fait pas riche, à votre
compte...

LE DOCTEUR. — Ce n'est pas là la question. Je
vous soigne tous par amitié; mais quand je n'y
suis plus, les médecins de la ville vous coûtent
cher; il faut les faire venir. Si vous m'en
croyiez, bien des maladies seraient évitées au

moyen de ce que j'appelle tout simplement le docteur *Bon-Marché*.

Jacques. — Qui est celui-là ?

Le Docteur. — Tenez, voilà Petit-Pierre qui passe en allant à l'école : il va nous le dire. Hé ! Petit-Pierre, tu ne me dis pas bonjour ? tu vas donc mieux, aujourd'hui, que te voilà en route ?

Petit-Pierre. — Oh, Monsieur, maman dit que c'est grâce à vous !

Jacques. — C'est le petit de la veuve François; elle en a quatre, la pauvre femme; et tantôt l'un, tantôt l'autre, sur ses quatre enfants, elle en a toujours au moins un de malade.

Le Docteur. — J'espère que cela ne lui arrivera plus. Ses enfants sont beaux, bien constitués; elle les soigne avec tendresse, mais elle les entassait dans une chambre étroite, *sans air* !

— Voyons, Petit-Pierre, conte-nous cela ! tu avais une triste mine, l'autre jour dans ton lit.

— Maintenant, te voilà gaillard : qui donc t'a guéri ?

Petit-Pierre. — C'est, comme vous dites, Monsieur, le docteur *Bon-Marché*. Ce n'est pas une drogue bien difficile à prendre, celle-là ! et maman dit qu'elle l'aime mieux que les fioles du pharmacien qui coûtent si cher; elle ne veut plus s'en passer depuis que vous lui avez expliqué que notre fenêtre ne pouvait plus s'ouvrir, vu que la charnière était cassée. — Il y avait longtemps qu'elle était cassée! maman l'a fait raccommoder bien vite; et la fenêtre s'ouvre à présent très-bien. Et maman, quand nous nous éveillons le matin, l'ouvre toute grande pour faire entrer l'*air pur* qui est le meilleur médecin, vous nous l'avez dit, et qui apporte la vie.

Le Docteur. — Tu as retenu tout cela à merveille, mon petit Pierre. C'est un plaisir de te donner un avis, au moins tu en profites. Et, dis-moi, pourquoi l'*air pur* est-il plus salutaire à la santé ?

Petit-Pierre. — Dame! Monsieur, parce qu'il est pur! — Vous avez dit à maman qu'on ne peut pas plus vivre sans respirer qu'on ne peut vivre sans manger; et qu'en s'enfermant avec nous quatre dans notre chambre qui est petite, et en respirant toute la nuit toujours le même air, elle et nous, au matin cet air-là était devenu très-mauvais, et qu'il nous empoisonnait! J'ai bien compris quand vous nous avez conté l'histoire de ce petit chat qu'on a mis dans une boîte bien fermée. Il avait bu du lait avant d'entrer dans la boîte et tout de même il y est mort très-vite. Pas mort de faim, — mais parce qu'il n'avait *plus d'air!*

Le Docteur. — Petit-Pierre, tu es un enfant sage, — tu écoutes et tu retiens ce qu'on te dit.

Mais va, cours vite, l'heure de l'école est sonnée, tu serais en retard, et M. le maître aurait sujet de te punir.

Vous voyez, mon bon Jacques, qu'il y a souvent des moyens simples de prévenir la maladie. Ces enfants-là se mouraient, faute d'air! la bonne nourriture que la mère leur donne, — et la pauvre femme se prive même pour eux! — ne *suffisait* pas à leur existence.

Jacques. — Je crois, Monsieur, que vous avez raison! C'est sûrement aussi l'air qui manque ici quand ma femme repasse au fourneau toute une journée. — Je rentre, je trouve la porte fermée, la fenêtre aussi, et Marie avec un grand mal de tête. Pourquoi cela ?

Le Docteur. — Ce mal de tête est un commencement d'asphyxie. Vous pourriez apprendre, en peu de mots, que ce fourneau allumé *au charbon* brûle, dans la chambre, tout l'air *respirable* qui s'y trouve contenu : et cet air a subi la même altération quand plusieurs personnes y sont restées enfermées, de jour ou de nuit, pendant un certain temps.

Jacques. — En vérité ?

Le Docteur. — Il y a quelques années, un vaisseau partit du Havre pour Bordeaux, chargé d'émigrants qui allaient s'embarquer dans ce dernier port. Le capitaine de ce navire, se voyant

assailli par une tempête en vue des côtes de
Bretagne, craignit que ses passagers, sur le pont,
ne fussent un obstacle aux manœuvres de l'é-
quipage; il les fit donc descendre à fond de cale
et fit fermer les écoutilles. Ces gens nombreux,
manquant d'air dans ce lieu étouffé, frappèrent
bientôt bruyamment en appelant au secours !
mais leurs voix se perdirent dans le bruit de la
tempête... On ne vint point les délivrer ! Au matin, quand on ouvrit, l'horreur fut grande ! La
cale était remplie de morts et de mourants. Ces
pauvres gens, forcés de respirer le *même* air, y
avaient péri !

JACQUES. — Voilà une terrible histoire !

LE DOCTEUR. — Le pire, c'est qu'elle est vraie !
— Jacques, faites-moi donc le plaisir de venir
jusqu'à mon jardin. Il faut que vous voyiez où
en est le miel de mes ruches : c'est votre affaire.
Voilà un bon temps, dont il faudrait peut-être
profiter.

JACQUES. — Ah ! cela, le temps y est, c'est sûr.

LE DOCTEUR. — Vous voyez, mon bon ami, que
nous pouvons faire échange de conseils; vous
m'enseignez à gouverner mes abeilles, et je vous
apprends à gouverner votre santé. — Et nous
n'avons pas besoin d'aller loin pour avoir la
preuve de ce que je vous disais tout à l'heure.
Depuis que nous sommes sur la route, ne trou-

vez-vous pas un changement ? *l'air* est bien plus vif, plus *pur*, que celui que nous respirions dans votre maison, où tout est pourtant bien propre !

Jacques. — Le fait est qu'ici nous sentons le vent en plein visage !

Le Docteur. — Ce *vent !* que nous ne pouvons *voir* et qui *pèse* sur nous, qu'est-ce donc ? — C'est non-seulement *un poids*, c'est une *force;* une de ces *puissances actives* et *invisibles*, dont nous sommes entourés dans la nature. — Voyez comme cette force agite les feuilles des arbres. Et là-bas, ce moulin aux larges ailes, ne les meut que sous *l'action du vent !* C'est donc une *force invisible* qui broie sous la meule autant de blé que le pourraient faire douze vigoureux chevaux, par leur effort commun.

Jacques. — Et encore, les chevaux ne travaillent pas la nuit.

Le Docteur. — Mais d'où vient qu'en avançant sur la route nous respirons un air chargé d'émanations fétides ?

Jacques. — Cette odeur-là vient d'une charrette de fumier que j'ai amenée ce matin au bord de mon champ.

Le Docteur. — Je le vois. Ce fumier contient des substances en décomposition qui répandent dans l'air une vapeur dont notre odorat est frappé, sans que nos yeux puissent la distinguer. Il en est ainsi de beaucoup de vapeurs pestilentielles; d'autres fois les principes délétères, n'ayant pas d'odeur, en sont plus perfides, car on ne s'en défie point. Mais le vent rapide qui souffle à travers plaines et montagnes, emporte et disperse les vapeurs *nuisibles*. *Dieu fait souffler le vent pour enlever l'air impur et le remplacer par de l'air pur.*

Jacques. — Et si vrai que soit tout cela, Monsieur, nous ne pouvons nous passer de fumier !

Le Docteur. — Vous passer de fumier ! non parbleu ! car, *sans* fumier *pas* de culture. Les corps en décomposition retournent à la terre, la fructifient ; ils la rendent féconde : et de là renaissent nos beaux blés, qui nous font du pain !

Jacques. — Mon Dieu oui ! quand ma vache s'est nourrie sur mon champ de trèfle, elle me fait du fumier que j'emploie à fumer de nouveau ce champ.

Le Docteur. — Sans doute; animaux, — végétaux, — revivent en s'absorbant; tout se combine et se compense dans la nature. Ce sont *les lois de la nature* qu'il faut savoir observer, dans la vie universelle, pour trouver la santé.

Jacques. — Alors vous croyez que les coups

de vent venant du ciel doivent nous servir d'exemple ?

Le Docteur. — Oui ! Dieu a voulu balayer les vapeurs sous le passage du vent pour rendre notre terre habitable aux corps organisés. Donc, nous devons dans nos demeures nous soumettre à cette loi du *renouvellement de l'air*. Quand on s'enferme pour dormir dans une chambre étroite et basse, cela est malsain. D'ailleurs, de jour comme de nuit, les êtres entassés en grand nombre dans de petits espaces, y souffrent, y contractent des maladies. — Aussi bien, les moutons dans leurs bergeries...

Jacques. — Vous dites ! aussi bien les moutons ?

Le Docteur. — Parfaitement. Les moutons, comme les hommes, respirent et de la même manière, car ils ont aussi des poumons. Mais, comme des vapeurs empoisonnées se développent dans le sang, elles sont chassées du corps de tout être organisé par la respiration. — Ainsi donc, bêtes et gens, à mesure qu'ils respirent, corrompent leurs demeures : et le vent *doit* y pénétrer pour les purifier, comme il purifie, par son souffle puissant, la montagne et la plaine.

Jacques. — C'est par tous ces motifs-là qu'on

se porte bien mieux à la campagne qu'à la ville, n'est-ce pas, Monsieur ?

LE DOCTEUR. — J'en suis convaincu ! quand on respire à l'étroit dans une habitation de village, le mal n'est pas grand : car on a, pendant le jour, une riche compensation à l'air étouffé de la nuit. Lorsque vous travaillez aux champs, vos poumons y font *amplement* provision de cet *air pur* qui ne coûte rien, et qu'aussi j'appelle le docteur *Bon Marché*. Et il est bien constaté que le travailleur de la campagne vit vingt ans de plus que celui des villes, qui passe ses journées à l'atelier.

JACQUES. — Convenez, malgré tout, Monsieur, qu'il y en a beaucoup qui s'en vont de chez nous ?

LE DOCTEUR. — Que voulez-vous ! on ignore souvent son véritable intérêt. — Mais tout en causant, nous voilà parvenus à mon rucher. Je veux que vous jugiez, Jacques, combien il nous serait facile de profiter des leçons de la nature et combien les abeilles sont habituées à *ventiler* leurs demeures. — Vous savez, mieux que moi, comment ces pauvres bêtes sont entassées dans chaque panier, qui n'a d'autre ouverture que sa petite porte ?

JACQUES. — Oh ! il n'y a pas de place perdue là-dedans, tout le monde travaille !

Le Docteur. — Oui, mais savez-vous comment l'air *respirable* se renouvelle sous le dôme profond où, sans air, les abeilles étoufferaient infailliblement? Vous connaissez ce bruit qui ne s'interrompt jamais et que l'on constate en appliquant l'oreille au panier?

Jacques. — Monsieur, c'est un bruit d'ailes.

Le Docteur. — En effet! c'est en agitant leurs ailes près de la porte qu'une vingtaine de nos abeilles produisent ce bruit. Il vous sera bien facile de les voir, ici! dans ma ruche en *verre!* regardez-y. Leur rôle consiste à frapper l'air fortement avec les ailes, en manière d'éventails : un même nombre de travailleuses remplace celles qui sont fatiguées ; elles se relayent à ce poste important; vous le voyez, en voici d'autres qui arrivent à leur tour. Les éventails vont toujours leur train, et le courant *d'air pur* est maintenu, la ruche est rafraîchie, *ventilée!*

Jacques. — C'est ma foi vrai! — Eh bien, cela ne m'étonne pas, car il y a longtemps que je sais tout l'esprit qu'elles ont, ces petites bêtes-là! Plus que nous, Monsieur, plus que nous!

Le Docteur. — En ceci, mon cher Jacques, j'ai grand'peur que vous n'ayez raison. — Mais nous refuserons-nous toujours à comprendre les exemples que la Sagesse infinie multiplie autour de nous? ce coup de vent qui balaie les miasmes, est une *force utile*, même quand il plie les arbres à les faire casser ; la nature en est purifiée ! réparée ! — Et les abeilles, nos actives compagnes, nous donnent une leçon d'ingénieuse *fraternité*, en mettant à profit, mieux que nous, cette grande force de *l'air pur*. Faisons comme elles ! !

JACQUES. — Ah ! je vous promets, Monsieur, que je vais leur conter cela ce soir, en soupant. Mes enfants ne sont pas sots : et je gage qu'ils ouvriront la fenêtre à présent tous les matins, d'eux-mêmes, et sans que la mère leur dise. Adieu, Monsieur.

CHAPITRE II

A QUOI SERT LA PLUIE ?

Jacques. — Voyez donc, Monsieur, sommes-nous assez heureux d'avoir trié notre miel? Toutes ces journées de pluie nous auraient fait perdre bien du temps.

Le Docteur. — Sans doute, Jacques. Et quand bien même, je n'aurais pu m'empêcher de bénir le ciel pour ce changement de température : car, en vérité, l'été était trop sec! Nous mourions de soif.

Jacques. — Ah ! j'en conviens, il nous faut de l'eau; mais quand elle se met à tomber, elle tombe bien. Où peuvent aller tous ces torrents-là, depuis huit jours?

Le Docteur. — C'est bien simple : la pluie qui tombe du ciel forme les petits ruisseaux, les grandes rivières et enfin la vaste mer. Il n'y a pas une rivière sur la terre entière, qui ne vienne de la pluie.

Jacques. — Et la terre est grande !

Le Docteur. — Dieu, qui est la suprême sagesse, a pourvu à tout. Et souvent la pluie qui paraît excessive sur un point, est destinée à alimenter les fleuves de pays lointains.

Jacques. — Je veux bien que toute chose soit arrangée pour le mieux ; cependant j'ai de la peine à comprendre que nous soyons grillés pendant des mois, et puis inondés pendant d'autres mois.

Le Docteur. — Il est certain que la divine bonté a toujours un *but*, et les hommes seront plus sages et meilleurs quand ils connaîtront ce but : car alors ils *profiteront* des dons de Dieu. Ainsi, la grande quantité d'*eau* qui tombe chaque année d'en haut, vient pour laver notre séjour terrestre, comme le *vent* vient pour le purifier des miasmes.

Jacques. — Oui, mais si la pluie lavait trop bien nos champs, elle emporterait la terre avec elle.

Le Docteur. — Et, c'est bien ce qui a lieu quelquefois ! Dans toutes les bénédictions du ciel il y a l'excès, qui nous *semble* un fléau. Le *vent* déchaîné devient une tempête, l'*eau* violente déracine les moissons.

Jacques. — Mais je comprends bien que vous voulez dire qu'on ne peut se passer ni de l'un ni de l'autre.

Le Docteur. — L'eau *pure*, comme l'air *pur*, est un bienfait de Dieu. C'est à nous de savoir en profiter. Et je voudrais vous faire apprécier quelle *énorme* quantité d'eau parcourt ainsi les rivières. — Il y a en Amérique un fleuve si grand, que dans l'espace de vingt-quatre heures il verse dans la mer autant d'eau qu'en contiendrait une citerne de 800 mètres carrés, et de 800 mètres de profondeur.

Si toute l'eau qui tombe du ciel, en France, pendant un an, restait *sur terre* au lieu de courir vers la mer, la terre en serait couverte d'une épaisseur de 85 centimètres. C'est par de semblables calculs qu'on en est venu à estimer le volume d'eau qui doit rafraîchir et baigner le monde.

Jacques. — J'ai entendu dire que, malgré tant d'eau, il n'y en avait pas encore assez dans les *villes*.

Le Docteur. — Et c'est parce que les villes n'ont pas assez d'eau qu'elles sont malpropres, et qu'elles deviennent malsaines. La peste, qui est une affreuse maladie presque disparue de nos pays, était causée uniquement par la malpropreté. Et combien d'autres maladies sont aussi causées par notre ignorance *seule !*

Jacques. — Est-ce que vous pensez, Monsieur, qu'il y a moins de ces pestes, de ces grandes calamités publiques, à présent qu'au temps jadis?

Le Docteur. — Cela est incontestable. Vous ne pouvez vous faire une idée, Jacques, de ce qu'était la malpropreté des villes au temps dont vous parlez. Il y a seulement deux siècles, Paris était encore encombré d'immondices. La pluie en entraînait bien un peu vers la Seine, mais la foule d'habitants réunis dans Paris y produisait bien des débris. Ces débris abandonnés, amoncelés en tas, restaient à pourrir devant les maisons. Jugez quelles odeurs se dégageaient de tous ces fumiers infects !

Jacques. — Comment ! Ces gens-là ne savaient pas qu'ils allaient se rendre malades ?

Le Docteur. — Ils le savaient si peu que lorsque vint la cruelle épidémie de 1437, on ne songea pas à rien changer aux habitudes. Cependant ce fut une terrible peste ! Près de 50,000 personnes périrent ; à l'Hôtel-Dieu seulement, il en mourut 5,000. Les rues étaient si désertes, que les loups entraient dans la ville pour enlever des chiens ou des enfants [1].

1. Duruy, *Histoire de France*, t. Ier, p. 576.

Dans toutes les villes où la peste fit ses ravages, il en fut ainsi : à Marseille, à Toulon, en 1720, la maladie sévit si cruellement, qu'on ne prenait plus la peine d'enterrer les morts [1].

JACQUES. — Mais si on n'a plus cette peste-là à présent, c'est peut-être que la maladie est *usée*, et qu'elle a disparu de la terre ? Car enfin nous avons eu le choléra, qui est aussi une peste ! !

LE DOCTEUR. — Sans doute, nous ne sommes pas à l'abri de plusieurs épidémies, et le choléra est une épidémie affreuse ; mais la peste, la vraie peste, qui a cessé de sévir en Europe, règne encore dans des villes d'Asie où le manque de soin, le total abandon est le même qu'il était chez nous autrefois. Alexandrie, en Égypte, est encore souvent dévastée par la peste, et c'est une ville qui manque d'eau.

JACQUES. — Ainsi vous pensez, vraiment, que l'eau bien employée sauverait des maladies ?

LE DOCTEUR. — Je constate ce qui est. Paris est maintenant lavé, et la peste n'y revient plus ; ses rues sont débarrassées des tas d'immondices ; des kilomètres d'égouts, de conduits souterrains, font circuler sous la ville toutes les substances sales qui autrefois croupissaient à l'air libre. Plus d'eaux fétides et stagnantes ;

1. Michelet, *Histoire de France*, t. XV, p. 320.

plus de ces ignobles fumiers sur lesquels chaque ménagère allait jeter les débris...

JACQUES. — Comment ! Monsieur, y aurait-il quelque chose de mauvais dans le fumier ?

LE DOCTEUR. — Le fumier sur lequel on jette toutes les dépouilles d'animaux produit certainement de fort mauvaises émanations, des vapeurs nuisibles. Ce sont ces vapeurs-là qu'il est bon que le vent chasse, car elles seraient mortelles. Ce sont ces débris qu'il faut entraîner à grande eau dans les égouts des villes, si l'on veut prévenir les maladies. C'est toujours la même leçon divine : — Dieu a envoyé le vent pour purifier l'air, et l'eau pour purifier la terre.

JACQUES. — Eh bien ! je vois que nous sommes loin de nous garer assez de ce qui est infect.

LE DOCTEUR. — Il y a longtemps que je vous le répète ; il est d'absolue nécessité que chaque maison ait un trou à fumier qui ne soit pas creusé directement sous les fenêtres, au pas de la porte. Cela est fort malsain et cause bien plus de maladies que vous ne voulez tous croire.

JACQUES. — Le fait est qu'on pourrait le mettre plus loin.

LE DOCTEUR. — Je me demande ce que vous feriez, mon bon ami, si un jour en rentrant des champs, vous trouviez dans votre cuisine une vipère rôdant près du berceau de votre enfant? Il est certain qu'avant de vous aller coucher, vous prendriez votre bêche pour couper en deux cet animal venimeux.

Jacques. — Et d'un bon coup encore !

Le Docteur. — Vous ne laissez pas rôder chez vous un serpent, cela se conçoit : mais vous y laissez venir, sans y prendre garde, les miasmes dangereux, qui se développent à votre insu, et pénétrant par les fenêtres, par la porte, s'établissent dans votre chambre et glissent jusque dans votre lit, comme le ferait la vipère. Or, la bête perfide ne vous aurait pas donné, par sa morsure, un poison plus funeste : les miasmes que vous respirez vous apportent petit à petit la fièvre. Bientôt les maux de tête, la chaleur de la peau, vous indiquent que vous êtes pris : et la fièvre, vous le savez, s'en va plus lentement qu'elle ne vient.

Jacques. — Oh ! la fièvre, je la connais ! Quand, il y a vingt-deux ans, elle est venue chez nous, nous étions six enfants dans ce temps-là autour du père, tous gras et gros; j'étais le plus faible ! Et en trois mois, mon frère aîné, mes sœurs, et ma mère aussi, la pauvre chère femme, tous s'en sont allés dormir sous le gazon du cime-tière ! Quelle terrible année ! je n'avais que neuf ans, mais que j'ai pleuré, mon Dieu ! quand je me suis vu tout seul à la maison avec la Rose qui ne marchait pas et le père si malheureux !... De sa vie, Monsieur, il n'a plus souri ! dix ans après c'était son tour.

Le Docteur. — Eh bien ! mon bon Jacques, puisque vous rappelez vous-même ces événements cruels, vous n'avez pas oublié non plus que la maison habitée alors par vos parents était malsaine, basse, sans air ; la seule fenêtre n'avait que deux vitres, et on ne l'ouvrait jamais. Quand vous êtes devenu un homme, que vous avez songé à épouser Marie, vous avez suivi mes conseils ; vous avez rebâti une autre maison élevée de quatre marches, et bien soleillée au midi. Vous êtes bien ici ; votre plancher est en sapin, et votre mur de briques est plus sec qu'un lattis. Mais je voudrais vous faire reculer votre fumier de quinze mètres, au fond du jardin.

Jacques. — Mon Dieu, cela se pourrait tout de même.

Le Docteur. — Je le sais bien que cela se peut, et c'est pour cela que j'insiste. Et puis de l'eau, Jacques, beaucoup d'eau, pour imiter la pluie du ciel ! Chaque jour, quelques seaux d'eau de votre puits, jetés devant la maison, en chasseront les vapeurs empoisonnées, surtout si vous avez une rigole bien tenue, si vous ne la laissez *jamais s'engorger*, si les eaux sales ne *croupissent jamais*. La propreté est une véritable vertu, car elle est si utile envers les autres! Chacun, en s'efforçant d'être propre pour soi-même, rend service à son voisin. C'est bien là qu'on voit comment toute la famille humaine est nécessaire au moindre d'entre nous, et comme aussi le plus pauvre doit prendre sa part du travail commun.

Jacques. — Monsieur, je crois que je commence à saisir ce que vous disiez tout à l'heure de la pluie, qui tombe *ici* très-fort pour désaltérer les gens de *là-bas!* Et *moi* de même, si je ne soigne pas ma cour à fumier, il se pourrait que ma négligence ne soit point tant nuisible à mes enfants qu'aux voisins : que les miens n'aient pas la fièvre, mais que *ceux* d'à côté la prennent ; il se trouve que je travaillerai pour eux en songeant aux miens. Il le faut bien, puisque le soleil du ciel travaille pour tout le monde.

Le Docteur. — Ah ! oui, mon cher Jacques, ce que vous dites là est d'une grande raison. Ce qu'on appelle égoïsme est non-seulement un vilain défaut, c'est une grande sottise, car nous ne pouvons nous passer les uns des autres. Ainsi, que chacun envoie à l'école ses enfants propres et bien lavés, et la classe n'aura jamais de mauvais air à faire respirer à ce jeune peuple.

Jacques. — Je voulais vous demander, Monsieur, au sujet de mes enfants, si ce n'est pas une idée folle qui passe par la tête de ma femme. Elle dit que la dame à l'ingénieur qui fait le chemin de fer là-haut, a six garçons quasi point vêtus et qu'elle les lave tous les jours à l'eau froide. Marie veut faire cela à la petite qui n'a qu'un an, mais je lui ai demandé si elle voulait la faire mourir.

Le Docteur. — Mon brave ami, laissez faire votre femme ! L'eau est bonne pour tous, même pour les tout petits. En savonnant la tête de vos enfants vous leur enlèverez la crasse, qui n'est jamais utile à rien, et ils ne s'en porteront que mieux. — Pas tant de maillots, pas tant de calottes aux enfants ! ! Quand ces pauvres petits crient, c'est qu'ils souffrent ! Il faut laver la peau du corps, la frictionner, la tenir propre à l'aide de l'*eau* et de l'*air pur*, comme il faut purifier le devant de sa maison pour éviter les maladies.

Ainsi nous suivrons les lois de Dieu, en nous conformant à sa sagesse.

CHAPITRE III

D'OÙ VIENT LA CHALEUR ?

Jacques. — Vous avez donc fait le chasseur aujourd'hui, Monsieur?

Le Docteur. — Mais oui, mon cher Jacques; et je viens vous dire bonsoir en rentrant. J'ai bien couru! mais je ne rapporte que trois cailles; gardez-les pour votre souper.

Jacques. — Vous êtes bien honnête, Monsieur: les enfants vont se régaler. — Vous aurez passé par le bas du moulin, car vous voilà mouillé jusqu'à mi-jambes!

Le Docteur. — J'ai traversé les grands joncs en cherchant un râle, que j'avais tiré et qui m'a échappé. — Merci, Jacques, votre fagot va me sécher. On commence à trouver cela bon. Les soirées sont devenues fraîches.

Jacques. — Oh ! c'est bien heureux que le soleil ne nous grille pas toujours, comme en août ! Vous me croirez si vous voulez, Monsieur, mais j'aime mieux l'automne et l'hiver que le temps des moissons. On se chauffe au feu, voilà la différence. Cette chaleur-là vaut mieux que celle des grands hâles.

Le Docteur. — Sans compter que c'est tout un. Qu'il brille ou qu'il se cache, c'est toujours le soleil qui vous chauffe.

Jacques. — Ma foi, le soleil, d'abord qu'il a mis sa robe grise, il ne nous envoie plus que de pauvres rayons qui, passé la Saint-Martin, n'ont guère de force ! En fait de chaleur, en hiver, parlez-moi d'un bon feu qui pétille dans l'âtre !

Le Docteur. — Sans doute, la chaleur est dans le feu : mais ce feu, d'où vient-il ? On ne fait pas du feu avec des pierres. Pourquoi le bois qui brûle nous communique-t-il cette bienfaisante sensation ?

Jacques. — A dire vrai, je n'en sais rien. C'est à mettre avec tout ce qu'on ne sait pas ! On en ferait un gros livre !

Le Docteur. — Ce livre-là diminue, mon ami, à mesure que nous apprenons à *lire* dans le *Livre éternel*, qui est la nature. Le feu est une des lois que Dieu a mises dans la nature : mais la *chaleur* n'est pas *créée* au moment de la combustion ; elle existe tout entière dans le charbon que contiennent les végétaux [1].

JACQUES. — Au fait, Monsieur, cette bûchette est bien froide quand je la mets dans la cheminée ; pourtant, comme vous dites, il faut croire qu'elle a *en elle* de la chaleur, puisqu'elle nous en donne !

LE DOCTEUR. — Mon cher ami, la science nous montre que toutes les forces qui agissent ici-bas n'y sont point créées. Le *feu,* le *vent,* sont des forces qui dérivent de la chaleur que nous envoie le soleil : l'*eau* est aussi une force immense : eh bien ! qu'elle soit *nuage, brouillard* ou *rivière,* toutes les transformations qu'elle subit depuis la *glace* jusqu'à la *vapeur,* sont dues à la *chaleur solaire.* Tout nous vient du soleil ; nous n'existons que par lui sur notre petite terre, qui en reçoit la vie avec la lumière.

JACQUES. — C'est beau de pouvoir raisonner sur les choses d'en haut ! On doit se rapprocher ainsi de Celui qui les a faites !

LE DOCTEUR. — Si vous désirez savoir, Jacques, comment le feu nous chauffe en brûlant, et d'*où vient* la chaleur contenue dans le bois, je peux

---

1. Tous les végétaux renferment une quantité considérable de carbone.

(P. P. Dehérain. *Annuaire scientifique*, p. 40, 1865)

vous le dire là, tout en séchant mes guêtres.

Jacques. — Il y a longtemps, Monsieur, que je me demande à part moi beaucoup de choses que vous savez, je m'en doute bien !

Le Docteur. — Prenons pour exemple cette branche que voici : elle a appartenu à quelque arbre de la forêt. Or, tous les végétaux (et les arbres sont des végétaux) ne croissent qu'en élevant leurs cimes vers le soleil. La lumière et l'air les font vivre plus que le sol qui les porte.

Jacques. — En vérité ? je croyais pourtant que c'est la terre qui nourrit les plantes ?

Le Docteur. — Moins que l'*air*. Tous les végétaux renferment une quantité considérable de *charbon*, et c'est dans l'air qu'ils le puisent.

Jacques. — C'est juste, car du charbon, c'est du bois brûlé.

Le Docteur. — Et la *houille* ou *charbon de terre*, est aussi formée par le bois des forêts, qui, depuis de longs siècles, se sont graduellement ainsi transformées.

Jacques. — Pour lors, la houille *a été* du bois ? Voilà ce que je n'aurais jamais deviné !

Le Docteur. — Pour les forêts de l'ancien monde, pour celles d'hier ou de demain, le phénomène est le même : tous les végétaux qui poussent contiennent du charbon. C'est le soleil qui a mis en eux ce charbon ; et quand par la combustion les végétaux nous donnent de la chaleur, c'est la *chaleur* du *soleil* qui nous est *restituée*.

JACQUES. — Ainsi le soleil, à vous entendre, serait le seul auteur du feu?

LE DOCTEUR. — Sans nul doute : le charbon que contiennent les végétaux et qu'on nomme *carbone*, ne se dégage sous forme de chaleur que lorsque l'oxygène s'unit à lui. L'*oxygène* est une portion importante de l'air, indispensable à la vie des animaux [1], comme le *carbone*, qui existe aussi dans l'air, est indispensable à la vie des plantes. Sans le soleil, il n'y aurait point de plantes, pour rendre à l'air cet *oxygène* par lequel le feu s'allume, par lequel les animaux vivent. — C'est la *végétation* qui maintient l'*équilibre de l'air* [2].

JACQUES. — Tout ça, Monsieur, c'est du grec, et n'importe, je vous entends tout de même. Alors donc, la grande force que le soleil donne aux plantes, c'est le pouvoir de faire du feu?

LE DOCTEUR. — Du feu, de la chaleur, c'est la

---

1. La respiration des animaux consiste finalement en une absorption d'oxygène et en une *exhalation d'acide carbonique*.

(Régnault, *Éléments de chimie*.)

2. L'action des végétaux sur l'atmosphère est précisément l'inverse de celle qu'exercent les animaux. Les plantes enlèvent, en effet, à l'air son acide carbonique, et sous l'influence de la lumière solaire, elles dégagent de l'oxygène.   (*Id.*)

même chose. Nous recherchons d'où vient la chaleur ? La chaleur vient du soleil ! Elle se retrouve dans les végétaux, mise en provision, en réserve, en un mot *emmagasinée*. Et les végétaux la transmettent aux animaux !

JACQUES. — On sait bien que les animaux sont chauds, et que l'étable comme la bergerie se chauffe du souffle des bêtes. Mais le soleil n'y fait rien, Monsieur, pendant la nuit ! quand il est couché, quand tout est noir et froid dehors, et qu'il n'y a ni feu ni flamme dedans !

LE DOCTEUR. — Si vraiment, mon bon ami, vous allez le comprendre. Les habitations des troupeaux et celles des hommes étant chauffées par leur présence, c'est à la *chaleur animale* qu'on le doit. — Comme le soleil a mis sa chaleur dans les plantes, dans le bois des arbres, dans l'herbe des foins et des moissons, les troupeaux nourris de ces herbes, les hommes nourris par le grain du blé, ont reçu ainsi les éléments de la chaleur qui se développe en eux. C'est en mangeant et en respirant que bêtes et gens entretiennent *le feu intérieur*, qui est la vie !

JACQUES. — Ah çà ! qu'il faille manger pour vivre, il n'y a pas à dire non ! Vous m'avez conté un jour, Monsieur, qu'on ne peut pas plus se passer de *respirer* que de *manger*. Rien de plus vrai : mais encore faut-il répéter qu'*on ne vit pas de l'air du temps !*

LE DOCTEUR. — On ne vit pas de l'air du temps *tout seul,* on en vit *autant* que de la nourriture. Jacques, le vrai signe de la vie, c'est la chaleur : et pour maintenir cette chaleur, il faut, chez tout animal, que la double fonction de la *circulation* et de la *respiration* amène le sang dans le poumon ; — c'est là que le feu s'allume ! et c'est, hélas ! là aussi, qu'il s'éteint, quand il s'agit de mourir !

JACQUES. — Respirer ! et manger ! c'est aisé à dire. Oui, mais respirer quoi ? manger quoi ?

LE DOCTEUR. — Allons, vous m'avez compris ! C'est là qu'est le fin mot ! On *vit* quand on respire de l'*air pur*, ainsi que je vous l'ai démontré : mais on ne vivrait pas si les aliments qu'on absorbe ne contenaient pas du *charbon :* car la grande question, ne l'oublions pas, étant de faire du feu, il est inutile d'ajouter qu'il n'y a pas de feu sans charbon !

JACQUES. — Il ne faut pas manquer alors, Monsieur, de *choisir* avec soin ce qu'on mange ?

LE DOCTEUR. — Vous l'avez dit, mon ami : le *choix* des aliments maintient la santé, la vie. Telle ou telle substance est absolument nutritive ; telle autre ne l'est pas du tout ! Rien n'est préférable aux mets formés de *farine* et de *graisse*.

JACQUES. — Voilà pourquoi la soupe au lard, à midi, donne du cœur à tout le monde !

LE DOCTEUR. — Oui ! La soupe aux choux, le lard, la viande de porc, de bœuf, de mouton : voilà des aliments excellents. Le *vin* est aussi un des meilleurs *aliments combustibles*.

JACQUES. — Parbleu, quand on boit du vin, cela réchauffe !

LE DOCTEUR. — Quand on en boit modérément, le vin est un bienfait : et tout homme qui abuse du vin, de l'eau-de-vie ou des autres spiritueux se met, comme on dit, *le feu dans le corps ;* le mot est fort juste.

JACQUES. — C'est pour le coup que le soleil a donné sa chaleur à la vigne ; car, Monsieur, plus l'année est chaude plus le vin est bon, c'est connu !

LE DOCTEUR. — Grâce au soleil, — toujours le soleil ! Je vous l'ai expliqué : toute la chaleur que fournissent le bois et la houille dans nos cheminées et dans nos fourneaux, est de la *chaleur solaire* ; toute la chaleur animale qui se développe chez les êtres vivants, est aussi de la *chaleur solaire*. Il y a plus [1] : — La chaleur se transforme

1. Les arbres et les végétaux croissent sur la terre et lorsqu'on les

en travail *mécanique*. Tout effort produit, toute force employée est de la chaleur *dépensée*. Vous êtes fort, vous, mon cher Jacques, parce que vous avez mangé, et c'est dans les aliments que vous avez puisé cette *force*. Mais cette force, vous la dépensez dans vos actions, dans votre travail ; et quand vous avez accompli tel ou tel effort, il faut réparer vos forces par une nourriture nouvelle.

Jacques. — Ah ! mon Dieu, oui ! l'homme qui travaille n'est ni plus ni moins qu'une machine.

Le Docteur. — Doucement, Jacques, je réclame ! Entre la machine et l'homme, il y a toute la différence de la pensée. Supprimez la pensée, et l'homme devient une machine. On ne s'en aperçoit que trop, quand la main humaine cesse de diriger *avec intelligence* les terribles machines à vapeur de nos chemins de fer, de nos fabriques et de nos navires ! Elles font de la bien mauvaise besogne alors !

Jacques. — C'est pourtant vrai ! ces énormes locomotives qui traînent une file de voitures, c'est le feu qui les pousse, et c'est un homme qui les mène !

Le Docteur. — Vous faites de même quand

brûle, ils font naître de la chaleur directement, du pouvoir mécanique indirectement.

(J. Tyndall, la Chaleur, p. 436.)

vous attelez vos bœufs à la charrue ; ce sont des machines aussi et vous les gouvernez par votre volonté.

Jacques. — Vous avez bien raison, Monsieur, de les comparer à la voiture à vapeur ; car ce sont de rudes bêtes ! Et dire que toute la force qui est en eux leur vient de l'herbe qu'ils mangent... C'est drôle et c'est vrai tout de même.... Tout cela vient du soleil !

Le Docteur. — C'est très-vrai ! La force *musculaire*[1] que ces animaux dépensent à *votre profit*, est encore de la *chaleur solaire*. Il est donc évident que nous devons tout au soleil. — Nos machines, qui sont mues par la vapeur ; nos vaisseaux qui sillonnent les mers sous l'influence des vents que le soleil déplace ; nos fleuves, *ces chemins qui marchent*, et dont le soleil active la course[2] : tout mouvement, toute *force enfin* a son origine dans le soleil ; et nulle force, venue de lui, ne se *perd*, elle se *transforme*.

Jacques. — Ces peuples anciens qui adoraient le soleil, à ce qu'on dit, avaient donc leur raison ?

1. N'est-ce pas enfin cette chaleur emmagasinée dans le charbon qui permet aux animaux d'exécuter tous les travaux auxquels ils sont employés ?

(P. P. Dehérain, *Annuaire 1865*.)

2. La force mécanique de chacune des rivières qui, sur le globe, coulent vers l'Océan a son origine dans la chaleur solaire...

(J. Tyndall, *la Chaleur*, p. 436.)

3.

Le Docteur. — Et ce puissant soleil obéit à l'Auteur des mondes! à Celui qui possède, dans l'infini, des millions de soleils!

Jacques. — Ah! pour les soleils perdus dans les nuées d'étoiles, nous n'irons jamais y voir!

Le Docteur. — Peut-être! — En tous cas, c'est rendre hommage à Dieu que d'étudier ses lois. — Ayant appris *d'où vient* la chaleur, il nous faut comprendre que cette chaleur, une fois produite, doit être *respectée, conservée* chez les animaux et chez les hommes. C'est cette étude, qui se nomme l'*hygiène*. Que de maux seraient évités si l'on savait se *vétir*, se *loger*, aussi bien que se *nourrir*, en raison de la température du lieu où l'on se trouve!

Jacques. — Voilà! Ce soleil qui nous envoie tant de bonnes choses nous laisse arriver aussi des coups de vent qui ne sont pas sains!

Le Docteur. — Les refroidissements sont, en effet, ce qu'il y a le plus à redouter pour la santé. Toute espèce de désordres graves en résulte.

Jacques. — Je sais cela, et c'est pourquoi je n'aime pas les temps d'été qui sont si chauds. Voyez, Monsieur, après la moisson presque tout le monde est malade dans les campagnes!

Le Docteur. — Parce qu'alors on n'observe pas les précautions nécessaires à la suite d'un exercice violent! S'étant exposé à un excès de fatigue et de chaleur, on croit faire merveille en s'arrêtant tout à coup, pour se reposer à l'ombre d'une meule de foin ou de blé ; pour se dépouiller de ses habits, ou boire à longs traits de l'eau fraîche. Enfin, on interrompt *brusquement* les conditions de la chaleur, tandis que la prudence conseille, au contraire, de se *vêtir davantage* lorsqu'on est très-fatigué et de continuer à prendre du mouvement. Rentré chez soi, on se nourrit mal, on ne *répare* pas ses forces. Puisqu'aucune *chaleur* ne se perd mais se transforme, il est clair qu'il faut remplacer, par des aliments *combustibles*, la quantité de chaleur qui a été *dépensée en travail*. On ignore ces choses : on boit de l'eau, on mange des cerises, et la dyssenterie vous saisit !

JACQUES. — Si on mettait donc tous ces conseils-là dans un livre, Monsieur, c'est celui-là qui serait utile !...

LE DOCTEUR. — Hélas ! mon cher Jacques, les livres sont tout faits, mais *il faut savoir y lire.* « Tout mal vient d'ânerie, » — a dit le bon La Fontaine. — Construisez d'abord des écoles et envoyez-y tous les enfants : le reste viendra. L'argent le mieux placé est celui qu'on dépense pour s'instruire. — Bonsoir, à revoir !

CHAPITRE IV

COMMENT IL FAUT MANGER POUR VIVRE

Le Docteur. — Eh bien ! Jacques, où en sommes-nous ce matin ? Comment va votre vache ?

Jacques. — Monsieur, il y a du mieux ! — En vous quittant hier au soir, je suis allé faire ma déclaration à M. le Maire.

Le Docteur. — Et vous avez bien fait de suivre mon avis !

Jacques. — Le vétérinaire est venu dès le soleil levant ; il paraît que ce n'est pas la maladie !

Le Docteur. — Allons ! allons ! nous en serons quittes pour la peur ! Savez-vous, mon ami, que si le *typhus des bétes bovines* se développait dans une seule étable du village, toutes les vaches des environs seraient compromises ?

Jacques. — C'est sûr, que je le sais! mais au moins est-ce vrai qu'en sacrifiant les bêtes malades, on peut sauver celles qui n'ont rien ?

Le Docteur. — Pour cela il n'y a pas de temps à perdre. Souvent même on trouve avantage à abattre de suite tout le troupeau encore sain, pour tirer parti de la viande.

Jacques. — Qu'est-ce qu'on doit devenir, Monsieur, dans les pays où il faut sacrifier ainsi les bêtes ?

Le Docteur. — C'est un affreux malheur pour l'agriculture ; il faudra *des années* pour reconstituer nos troupeaux ; quel tort pour les engrais ! En outre, ce fléau menace des conséquences les plus tristes la santé publique. La rareté du bétail amènera sa cherté ; et la cherté de la viande fera que nombre de gens n'en mangeront pas.

Jacques. — Quant à ça, le mal n'est pas grand. Les pommes de terre sont là : si on n'a pas de viande on s'en passe !

Le Docteur. — Erreur ! la viande est un aliment indispensable à la santé de l'homme dans les climats du Nord. Que vous disais-je l'autre jour sur la production de la *chaleur animale?*

Jacques. — Vous m'avez dit qu'il fallait *respirer* et *manger* pour vivre, ce que tout le monde sait bien ; mais qu'il est bon de choisir ce qu'on mange afin de conserver sa chaleur.

LE DOCTEUR. — Vous répondez, Jacques, comme un professeur. Maintenir la chaleur du corps, c'est le maintenir en santé. — A l'état *sain*, le sang de l'homme doit avoir 37°.5 de chaleur.

JACQUES. — Vraiment ! On a mesuré la chaleur du sang ?

LE DOCTEUR. — Non-seulement de notre sang à nous, mais le sang de tous les animaux. Dans les veines d'un bœuf, dans celles d'un cheval, d'un porc, etc., le sang est *à peu près* à la même température que dans les veines d'un homme; l'oiseau seul, qui vous brûle la main, a jusqu'à 44°: (7 de plus que nous).

JACQUES. — Et cette chaleur-là doit rester la même si on veut se bien porter [1] ?

LE DOCTEUR. — Oui, ma foi ! quand nous saurons empêcher notre thermomètre intérieur de varier, nous aurons le secret de la santé ! Vous voyez les médecins tâter toujours le pouls à leurs malades afin de reconnaître s'il bat trop vite ou pas assez. Pourquoi cela ? C'est que la fièvre est le premier signe de la modification intérieure de la chaleur.

---

1. Le fait est que la chaleur du sang est à peine affectée par l'augmentation de la chaleur externe.

(J. Tyndall, la Chaleur, p. 211.)

Jacques. — Alors donc, la chaleur du corps *diminue* si on ne mange pas assez ?

Le Docteur. — Hélas ! une modification profonde de la chaleur est le résultat forcé d'une alimentation insuffisante ! Les malheureux qui sont longtemps privés d'aliments éprouvent un sentiment progressif de froid. Quand on veut ranimer un homme qui se meurt de faim, on doit d'abord réchauffer son corps à 38° avant d'essayer de l'alimenter.

Jacques. — Vous parlez là, Monsieur, du temps passé ; car, à présent, personne ne meurt plus de faim chez nous !

Le Docteur. — Nos villes offrent encore trop souvent ces atrocités. On a aussi de fréquents exemples de gens perdus au fond d'une mine, qui y meurent d'inanition. Mais autrefois ! ! — Je voudrais, mon cher ami, vous inspirer un grand respect envers notre civilisation moderne en vous dépeignant les misères du passé.

Jacques. — Ces calamités de famines sont bien loin de nous ?

Le Docteur. — Les grandes disettes qui jadis décimaient les populations de l'Europe sont impossibles désormais, grâce aux rapports de commerce, d'échanges, de solidarité établis parmi les hommes. Mais il y a sept à huit cents ans, elle furent horribles ! On endura en France *dix* années de famine dans le xe siècle ; *vingt-six* dans le xie ; *deux* dans le xiie ; *quatre* dans le xive ; *sept* dans le xve ; *six* dans le xvie ! — De 1437 à 1438, les loups venaient manger les cadavres dans Paris [1] !

JACQUES. — Quel temps ! mon Dieu ! et qui donc a pu appeler cela le bon vieux temps ? — Ce sont les ignorants.

LE DOCTEUR. — Nous sommes tous des ignorants, mon ami, du plus au moins. Mais la vraie conquête de l'esprit est celle-ci ; autrefois on disait : Souffrir est notre lot ; aujourd'hui nous disons tous : Apprendre est notre devoir.

JACQUES. — C'est une fameuse différence ! Si tous ceux qui savent enseignaient les autres, cela vaudrait mieux que de gémir !

LE DOCTEUR. — Pour commencer, Jacques, parlons des pommes de terre, et persuadez-vous qu'elles forment une nourriture *insuffisante*. Faites-moi le plaisir, pour en essayer, de vous mettre une fois au régime des pommes de terre bouillies à l'eau, pendant deux ou trois jours, mais en conscience, sans pain ni lard ! Allez-vous-en à la charrue avec cela, et faites un travail un peu rude : nous verrons le soir si vous avez de bonnes jambes pour regagner la maison !

1. Bouchardat — *De la Misère.*

Jacques. — Vous riez, Monsieur, et vous avez raison ! Ce qui rend solide, c'est la soupe.

Le Docteur. — Toutes ces choses sont affaire d'expérience. Les habitants de la campagne savent bien qu'il n'y a pas meilleure nourriture que la soupe, — seulement ils ne se rendent pas compte du *pourquoi*.

Jacques. — Que voulez-vous ! on ne va à l'école qu'une fois.

Le Docteur. — On y va tant que la vie dure ! il faut *toujours* ajouter à ce qu'on sait. — Nous disions donc que notre corps est chaud, et que de certains aliments sont nécessaires à l'entretien du feu *intérieur*. Ces aliments-là, qui contiennent du charbon, et qui sont destinés à être *brûlés*, on les appelle *aliments de combustion* [1].

Jacques. — Vous m'avez expliqué cela, Monsieur, et comment le vin, qui vient de la vigne chauffée au soleil, est un très-bon aliment *combustible* !

Le Docteur. — Sans doute ! il rend ce qu'il a reçu : de la chaleur. Mais si tout ce que nous absorbons par la nourriture était brûlé au four-

---

1. L'un des buts les plus importants de la nutrition est d'introduire, dans le sang, des matières combustibles, matières amylacées, matières grasses, etc, qui soumises à l'action de l'oxygène, se consument, produisent de l'eau et de l'acide carbonique, rejetés au dehors à chaque expiration.

(P. P. Dehérain. *Annuaire scientifique*, p. 49, 1865.)

neau des poumons, que resterait-il pour nourrir le corps et réparer les démolitions continuelles qui se font dans nos organes? — Ces aliments de combustion qui sont fournis par les huiles, les graisses, les fécules, le sucre, le vin, l'eau-de-vie, etc., ne *suffisent pas* à la vie. Il faut y ajouter les *aliments de nutrition*, c'est-à-dire ceux qui sont chargés de nourrir le corps, de le réparer pièce à pièce, à mesure qu'il s'use.

JACQUES. — Pour lors, on sépare en deux les choses qu'il faut absolument manger.

LE DOCTEUR. — Parfaitement. Pourquoi vous disais-je qu'il est de toute nécessité dans nos climats de manger de la viande pour se bien porter? C'est que la viande est un *aliment de nutrition* indispensable à la composition du sang.

JACQUES. — Voyons, Monsieur, vous m'annoncez quelle est la *chaleur* du sang et je vous crois, car enfin avec un thermomètre on peut juger cela. Mais a-t-on aussi étudié ce *qu'il y a* dans le sang?

LE DOCTEUR. — On l'a fait avec une précision admirable. On sait maintenant d'une manière absolue, non-seulement à quel degré le sang de l'homme *doit* être *chauffé* par la nourriture, mais quels éléments il *doit* contenir en santé.

JACQUES. — Ce sont les chimistes qui ont fait cela?

LE DOCTEUR. — Ce sont les chimistes. Ayant ouvert la veine d'un être vivant, et ayant pris de son sang, ils l'ont analysé.

JACQUES. — Et qu'est-ce qu'ils y ont trouvé ?

LE DOCTEUR. — Oh ! d'abord une quantité considérable d'*eau !* Sur 1,000 grammes de sang, on compte 870 grammes d'un liquide jaunâtre nommé *sérum*, et que vous connaissez bien, Jacques, mon cher, car je vous l'ai encore fait observer dernièrement quand j'ai saigné votre femme pour sa fluxion de poitrine.

JACQUES. — Vous trouviez même qu'il n'y en avait pas assez, Monsieur, vous rappelez-vous?

LE DOCTEUR. — Comment donc ! nous étions aux prises avec une maladie inflammatoire, et l'équilibre était rompu. — Ainsi nous avons le

sérum,	870 gr.
et la *partie colorante* du sang,	130 gr.

Vous voyez que nous retrouvons notre compte,	1,000 gr.

JACQUES. — Tout cela est clair comme le jour !

LE DOCTEUR. — Oui ! mais dans cette partie colorante du sang, ce qu'il faut surtout respecter, c'est la très-petite quantité de *fer* qui s'y trouve !

JACQUES. — Du fer, Monsieur ! du fer dans le sang ?

LE DOCTEUR. — Si bien du fer, qu'on a frappé une médaille avec le sang d'un homme ! — Quand le *sérum* devient trop abondant, le sang s'appauvrit, se décolore, les gens sont blêmes et tombent dans la langueur. C'est alors qu'on doit donner du fer, de l'eau *rouillée*.

JACQUES. — Ainsi, on se remet dans les veines la quantité qui doit y être ?

LE DOCTEUR. — Ceci est du domaine de la médecine. Mais l'*hygiène* fait plus, elle a la prétention de prévenir les maux, d'éviter les maladies par une alimentation proportionnelle aux besoins du corps.

JACQUES. — Il est naturel qu'il faut des aliments plus nourrissants pour un homme qui travaille que pour celui qui ne fait rien !

LE DOCTEUR. — Cela revient à dire qu'il faut absorber en raison de ce qu'on dépense, puisque tout *travail produit* est une *dépense de force*. Toute la question est là : *savoir manger;* non au point de vue de la gourmandise, ce qui n'intéresse que les sots, mais au point de vue de la santé.

JACQUES. — Ah ! ce qui intéresse tout le monde !

LE DOCTEUR. — Donc, nous convenons que les légumes *seuls* forment une nourriture qui ne répare pas assez : que la farine, le pain même, n'est pas une alimentation suffisante, quoiqu'on puisse longtemps soutenir la vie avec du pain, et qu'il est bon d'ajouter de temps en temps un morceau de bœuf ou de mouton dans votre bouillon.

JACQUES. — A ce régime-là, Monsieur, faut-il du vin?

LE DOCTEUR. — Le vin est utile aux hommes du Nord, tant qu'ils restent chez eux; mais s'ils se transportent dans des pays très-chauds, comme l'Inde, ils doivent modifier leur boisson, sous peine de contracter de graves maladies!

JACQUES. — Chaque pays a bien sa manière d'agir! on n'est pas de même partout! On a ses plantes, ses animaux, sous chaque ciel.....

LE DOCTEUR. — Oui, mon ami, Dieu a pourvu à la faim de ses créatures, et dans chaque contrée l'homme a trouvé la table mise! S'il raisonne, s'il sait se conformer à la Sagesse infinie, il reconnaît que chaque chose a sa raison d'être.

JACQUES. — Je me dis cela souvent, Monsieur : Sommes-nous sages?

LE DOCTEUR. — Nous sommes, mon bon Jacques, chaque jour occupés à le *devenir!!* — Admirez ce qui se passe pour l'Esquimau, au sein des mers glacées de son triste pays. La prévoyante nature a mis dans ces stériles parages le phoque, la baleine; et l'habitant déshérité de ces lieux *vit* en absorbant dans un repas jusqu'à dix litres [1] d'huile de ces précieux animaux.

Jacques. — Ils sont réduits à boire de l'huile [2]?

Le Docteur. — Il le faut bien ! C'est le seul moyen pour eux de réagir contre ces rigoureux climats, et de conserver, dans les plus rudes hivers, une température *intérieure* constante de 37°.5, en résistant au froid *extérieur*. De toute nécessité il leur faut allumer un grand feu intérieur en absorbant des *aliments* de *combustion* qui y suffisent. Ce même régime détruirait vite un habitant de Naples ou d'Alger !

Jacques. — Je comprends maintenant pourquoi le vin est *nuisible* dans les pays chauds et *nécessaire* dans les pays froids ! Là où il gèle il faut se chauffer, mais au soleil on n'a pas besoin de feu !

Le Docteur. — Rien n'est plus juste : il faut savoir proportionner ses *aliments de combustion* et ses *aliments de nutrition* au climat sous lequel on

---

1. Jean Macé, *Histoire d'une bouchée de pain*, p. 183.

2. Hayes, chirurgien de la deuxième expédition des États-Unis au pôle arctique, les a vus manger habituellement 6 à 8 kilogrammes de chair crue (dont un tiers de graisse) de morse, veau marin, narval, saumon, ours, etc., avaler avec délices des morceaux d'huile de baleine gelée, et grâce à ce régime, bien que mal vêtus et presque sans feu, se conserver en bonne santé, à l'abri du scorbut et des maladies tuberculeuses. Les marins de l'expédition ne purent lutter contre le froid excessif de ces régions qu'en adoptant cette nourriture, qui finit par entrer dans leurs goûts.

(Michel Lévy, *Traité d'hygiène*, p. 390).

va vivre. Il faut se rendre compte de ses actes, et arriver à se connaître un peu soi-même[1]. Alors, mon cher Jacques, et *seulement* alors, nous serons sages !

Jacques. — Oh ! Monsieur, ce temps-là viendra-t-il jamais ?

Le Docteur. — Cela dépend de vous, comme de moi, comme du moindre d'entre nous. — Adieu !

1. Sous les conditions de climats les plus variables, la température du sang humain est pratiquement constante. Le sang d'un Lapon est sensiblement aussi chaud que celui d'un Indou.
(J. Tyndall, *la Chaleur*, p. 212.)

CHAPITRE V

COMMENT ON DOIT NOURRIR LES ENFANTS

Le Docteur. — Vous le verrez, Jacques ; ce petit enfant qui nous est né chez votre sœur s'élèvera à merveille. Rosalie est jeune : elle est forte et faite pour nourrir ses enfants !

Jacques. — Je ne dis pas non, Monsieur ; mais ce n'était pas dans son idée ! Ma femme a eu beau lui dire pour le premier qui est mort ; et encore cette fois-ci, sans vous, elle n'aurait pas voulu !

Le Docteur. — Je dois avouer que les femmes ne m'écoutent pas tous les jours, et qu'elles mettent ma patience à l'épreuve. Combien y a-t-il de temps que je leur répète dans ce pays-ci (et ailleurs) : — « Nourrissez donc vos enfants ! *Le meilleur lait* pour les *petits* est celui de leur mère. »

JACQUES. — On sait bien que l'habitude est une chose terrible quand il faut en changer ! Et puis, entre nous, Monsieur, il y en a bien qu'on élève au lait de vache et qui viennent tout de même !

LE DOCTEUR. — Et combien y en a-t-il qui meurent? Il est douloureux de voir à quel degré de misère sont réservés les nouveau-nés !

JACQUES. — C'est vrai : on les aime, et on ne sait pas toujours ce qu'il faut leur donner !

LE DOCTEUR. — Parce qu'on veut être plus sage que Dieu ! Pourquoi ne pas suivre ses lois? Est-ce que la nature n'indique pas à chaque femelle ce qu'il faut à son petit? Est-ce que les animaux ne nous donnent pas l'exemple?

JACQUES. — Sans doute que les bêtes, avec leur instinct, ont quelquefois de la raison...

LE DOCTEUR. — Et l'homme, qui se vante de sa raison, est de tous les êtres le plus dépourvu ! Il naît chétif et nu, tandis que l'agneau est protégé par sa toison : il naît affamé et sans secours, tandis que le perdreau en brisant l'œuf court dans le champ de blé et y ramasse sa pâture ! Mais surtout l'enfant *humain* naît d'une mère inintelligente et inhabile à le soigner !

JACQUES. — Voyons, Monsieur, si elle est in-habile, c'est qu'elle le veut bien, car en général le lait ne lui manque pas !

Le Docteur. — Et justement ! Ce que je reproche aux femmes, c'est qu'ayant tout ce qu'il faut pour nourrir leurs enfants, elles ne les nourrissent pas ; — c'est qu'ayant un cerveau doué de *raison*, elles font mille *folies* dans l'éducation première de leurs enfants, dans le choix de leurs vêtements comme dans celui de leurs aliments !

Jacques. — Allons ! il ne meurt pas tant de petits enfants que vous voulez bien nous le dire.

Le Docteur. — Ne croyez pas que j'exagère, mon bon ami ! rien n'est plus épouvantable, au contraire, et plus attristant que les derniers relevés. — En Belgique [1] sur 100,000 enfants, 30,000 ne dépassent pas la seconde année ; — dans une *seule* rue de la ville de Lille, on a observé le chiffre monstrueux de 95 morts sur 100, avant l'âge de *cinq* ans !

Jacques. — S'il est possible ! Eh bien ! Monsieur, voilà qui dépasse tout ce qu'on peut imaginer. Oh ! mais, dans les campagnes, il n'en est point ainsi !!

Le Docteur. — La mortalité des enfants est énorme, partout, — surtout dans les villes — mais partout, au Nord, au Midi ! C'est un fait affreux ! On s'en émeut beaucoup en Angleterre,

---

1. D'après M. Quetelet.

où l'on compte 30 pour 100 de mortalité avant l'âge de cinq ans. D'ailleurs, comment concilier les soins qu'on prend pour améliorer les races de *bœufs*, de *moutons*, — les dépenses prodigieuses qui se font pour l'élève du *cheval*, avec la négligence stupide qu'on montre envers les *enfants?*

JACQUES. — Vous avez raison, Monsieur, il faut que les gens soient bien lâches pour porter moins d'attention à leurs propres enfants qu'à leurs animaux !

LE DOCTEUR. — De la lâcheté je ne dis rien, je n'invoque pas le dévouement, la tendresse ; je prends la chose à un point de vue beaucoup moins élevé, au point de vue de l'*intérêt*, Jacques, et rien que cela ! — Quand vous voulez faire une course avec votre cheval, vous lui donnez l'avoine ; quand vous voulez vendre un veau un bon prix, vous le tenez au régime du son et des œufs, n'est-il pas vrai?

JACQUES. — La dépense n'y fait rien, on la retrouve et au delà, il n'y a pas de risques!

LE DOCTEUR. — Eh bien ! si le prix de *revient* d'une bête varie et *augmente* en proportion de ce dont on la nourrit, si vous pouvez en attendre plus de travail, partant plus de profit, pourquoi n'en serait-il pas de même de l'enfant?

JACQUES. — Croyez-vous donc, Monsieur, que

l'avenir d'un enfant, et sa force à l'âge fait, dépendent de sa première nourriture?

LE DOCTEUR. — J'en suis pénétré et bien d'autres avec moi ! Malheureusement, comme ce sont les femmes qui élèvent les petits enfants et que *jusqu'à présent* elles restent ignorantes, elles s'obstinent à n'en faire qu'à leur tête !

JACQUES. — Mais si elles savaient, peut-être qu'elles s'y prendraient différemment?

LE DOCTEUR. — Ah oui ! Nous disons dans notre pays : *Si le ciel choyait, il y aurait moult d'alouettes de prises.* — Il est bon, cependant, de ne pas attendre que le ciel *choye* [1] : il faut s'en rapporter à soi-même et travailler à vaincre l'habitude et la routine, qui sont de puissants ennemis du progrès.

JACQUES. — On a chez nous l'habitude d'élever les enfants *à boire* et beaucoup sont superbes.

LE DOCTEUR. — L'allaitement *artificiel* (et on appelle ainsi toute nourriture autre que le lait de femme) offre des dangers *mortels* dans les premiers mois de la vie. Quand on s'adresse aux statistiques des enfants déposés dans les hôpitaux, on a horreur du résultat. Par exemple, en 1822, douze enfants d'hospice sont envoyés aux environs de Reims pour être allaités artifi-

---

1. Tombe.

ciellement. — En quinze jours *tous les douze* sont morts ! Que direz-vous à cela, mon ami ?

JACQUES. — Je dirai que pour eux, ces pauvres petits, c'est peut-être bien heureux !

LE DOCTEUR. — Voilà encore un de ces raisonnements de bonne femme que je ne puis supporter ! Ne l'oublions jamais, Jacques, la vie est un *don* de Dieu que nous devons, pour nous en montrer dignes, développer selon ses lois de justice et d'amour ! La vie humaine est sacrée, — la vie de l'enfant sacrée entre toutes !

JACQUES. — Et sait-on pourquoi le lait de vache leur est si mauvais ?

LE DOCTEUR. — Parce qu'il est d'une composition toute différente du lait de femme, tout simplement ! Sur 1,000 grammes de lait de vache il y a 864 grammes 06 centigrammes de *fluide*; tandis que dans le lait de femme on en trouve 889,08. — Vous voyez que celui-ci est bien plus léger, plus *liqüide*, et tel qu'il convient au bébé !

JACQUES. — Ainsi donc on a fait comme pour le sang de l'homme? on a analysé le lait ? Vraiment, Monsieur, vos chimistes sont d'habiles gens !

LE DOCTEUR. — Il l'a bien fallu, pour s'en rendre compte. La science procède juste. — On a ensuite trouvé dans la partie *solide* qui complète

4.

les 1,000 grammes, du *sucre* et du *beurre* en proportion inégale.

Jacques. — Quant au beurre, il y a des vaches qui en donnent bien plus les unes que les autres. On les connaît et c'est une affaire entendue. Avec du lait clair, du lait sans crème, on ne fait pas un bon veau....

Le Docteur. — Ni un beau nourrisson. Mais pour prendre ce qu'on appelle la *moyenne*, on a fait un grand nombre d'observations. On est donc arrivé à savoir que le lait de vache contient 36 gr. 12 c. de *beurre* et 38 gr. 03 c. de *sucre*; que le lait de femme au contraire, comporte 26 gr. 66 c. de beurre, et 43 gr. 64 c. de sucre. Une différence de près de dix grammes de *beurre* en moins, et de cinq grammes et demi de *sucre* en plus ! — Il s'y trouve encore d'autres substances, mais je ne vous cite que celles-là.

Jacques. — En effet, la différence vaut la peine qu'on la remarque. Mais enfin, Monsieur, quel inconvénient y a-t-il à ce qu'un petit enfant avale 36 grammes de beurre dans le lait de vache au lieu de 26 grammes par le lait de sa mère? Cela le fera un peu plus gras, je suppose, et voilà tout !

Le Docteur. — Détrompez-vous, mon cher Jacques. Si vous modifiez les lois de la nature

de votre autorité privée dans ce jeune organisme, il y va de la vie très-souvent, ou tout au
moins vous compromettez la santé à venir de
l'enfant. — Quelquefois même vous en faites un
idiot.

Jacques. — Un idiot ! mais alors c'est un
malheur pour la vie, et quel chagrin d'avoir à
se le reprocher ! — Je vois que le choix des aliments, dont nous parlions l'autre jour pour les
hommes, est aussi d'absolue nécessité pour les
enfants au berceau.

Le Docteur. — Sans doute. Vous n'avez pas
oublié que nous avons reconnu deux espèces
d'aliments qui sont indispensables à l'entretien
de la vie?

Jacques. — Oh ! je me rappelle très-bien : les
aliments de combustion, ceux qui chauffent le
sang, et les *aliments de nutrition* qui refont le
corps !

Le Docteur. — Et bien ! le beurre qui est un
aliment de combustion considérable, qui fournit
au sang un élément destiné à être brûlé au fourneau des poumons, n'est pas absorbé sans danger par l'enfant. Dans ces organes tout neufs, et
fort susceptibles, si vous donnez trop de travail
au cœur, aux poumons, vous déterminez un état
inflammatoire. Les maladies qui se feront voir
plus tard pendant la vie de l'homme, auront

peut-être leur origine dans sa première nourriture.

JACQUES. — Mais le sucre, Monsieur, est aussi, comme le beurre, un *aliment de combustion*; il me semble qu'en voilà beaucoup dans le lait de femme. — Comment n'est-ce pas nuisible?

LE DOCTEUR. — Ne craignez rien, mon ami, soyez même bien tranquille. « Dieu fait bien ce qu'il fait ! » — La quantité harmonieuse de ces éléments dans le lait de la femme, y est maintenue dans une proportion admirable et *mesurée* aux besoins du jeune enfant. Il s'y trouve ce qui est nécessaire à la formation de la *chaleur intérieure*, ni moins, ni plus : — ce qui construit graduellement le petit corps : telle substance pour former *ses os*, telle autre pour former les tissus de *sa chair*.

JACQUES. — Ah ! je comprends maintenant que c'est ce lait-là qu'il lui faut!

LE DOCTEUR. — Et pas d'autre! — Il n'existe pas dans la nature un *autre* aliment doué des mêmes proportions. Pour qu'un enfant *vive*, il faut qu'il tette !

JACQUES. — C'est bien ce qui s'est passé chez nous; on a suivi tous vos avis, et Marie n'y aurait pas manqué ! Tous les quatre ont bu son lait et ils sont venus à charme ! Pas de soupe; rien que le lait de la mère jusqu'à six mois. Par exemple, quand les dents viennent, elle les fait manger.

Le Docteur. — Ce qui m'étonne, c'est que, voyant comme Marie a bien réussi, on ne l'ait pas imitée dans le village. Oh! la routine! la routine!

Jacques. — C'est vrai! on vous écoute en tout, Monsieur, excepté pour les enfants. On les emmaillotte, et vous n'aimez pas cela non plus. On leur donne de la soupe, et on sait si cela vous fâche!

Le Docteur. — A propos, Marie n'oubliera pas ma prescription pour les premiers potages de l'enfant de Rosalie? je serai parti en hiver!

Jacques. — Elle fait cette bouillie-là toujours de même : une grosse cuillerée de *farine de gruau* délayée à l'eau froide; et puis elle verse là-dessus un verre d'eau bouillante, en tournant bien fort: elle laisse cuire dix minutes. Avec du lait de vache *frais tiré* elle complète sa soupe, qu'elle fait liquide comme de la crème. Un peu de sucre, et c'est fini.

Le Docteur. — C'est cela; ce n'est pas trop lourd. On n'a pas idée de ce que font les gens avec de gros *pains cuits*, des soupes épaissies en *colle!* Les pauvres êtres n'y résistent pas.

Jacques. — On vous répond : Chacun a sa mode!

Le Docteur. — Hélas! toujours l'ignorance! Il semble qu'il ne faut cependant pas un bien grand effort pour comprendre que les organes de l'enfant ne sont pas *les mêmes* quand il a quinze jours ou quand il a *six mois* : que de six mois à *deux ans* il se transforme encore, et que sa nourriture doit devenir plus substantielle à mesure qu'il devient plus capable de s'assimiler les aliments. A tout cela, Dieu a pourvu par la composition du lait de la mère, qui se modifie graduellement. Clair et *séreux* dans les premiers jours qui suivent la naissance, ce lait devient plus nutritif au bout d'un ou deux mois.

Je vous le répète, l'enfant qui naît doit seulement teter ; il n'a besoin d'aucun médicament.

Jacques. — Rosalie comprendra encore assez ce qui est de la nourriture pour son petit ; elle ne le fera pas manger trop tôt, non, je ne crois pas. — Quant au reste, ce qui touche aux bains, à la propreté, elle n'y veut rien entendre. Il faudra vous en mêler, Monsieur, pour la persuader.

Le Docteur. — Nous verrons, nous verrons! ne désespérons jamais ! En fin de compte, c'est le cœur qui l'emporte sur les préjugés et donne raison à la nature. — C'est donc elle qu'on doit toujours invoquer.

———

CHAPITRE VI

QU'IL FAUT BAIGNER UN ENFANT

Le Docteur. — Ne craignez rien, ma bonne, ayez confiance ! votre enfant ne mourra pas. Cette crise de convulsions touche à son terme.

Rosalie. — Seigneur mon Dieu ! faut-il avoir du malheur ! un si bel enfant qui venait si bien ! qui est-ce qui pourrait croire, Monsieur, qu'un petit enfant s'en va mourir comme ça, si vite ?

Le Docteur. — Nous connaissons cette affreuse maladie et elle déroute souvent toutes nos prévisions ; mais ne vous alarmez pas, ma fille ; si vous écoutez ce que je vous dis, nous pourrons en grande partie éviter le retour d'une semblable crise.

Rosalie. — Oh, je ferai bien tout comme vous voudrez ! je sais de reste qu'il n'y a que vous pour me venir en aide après le bon Dieu ! — Je veux vous obéir en toutes choses. Qu'est-ce que vous dites donc que je ne fais pas bien ?

Le Docteur. — Vous avez bonne intention ; vous aimez beaucoup votre enfant, et cependant vous le soignez mal ! vous ne le tenez pas proprement ! voyons, pourquoi le laissez-vous sale ? pourquoi ne le baignez-vous pas ? L'eau ne coûte rien, et la rivière coule au bout de votre jardin. Il ne faut donc qu'un peu de patience.

Rosalie. — Mais a-t-on jamais pensé à mettre un petit enfant dans l'eau ? c'est là ce qui le ferait vite mourir !

Le Docteur. — Mettre un enfant nouveau-né dans la rivière serait une absurdité, et le pauvre petit serait en effet bientôt mort. Mais vous devez le laver tous les jours avec grand soin, car la propreté est pour lui la santé.

Rosalie. — Oh bien, moi, je n'ose pas ! j'ai trop peur de l'enrhumer ! c'est si petit — faut que ça ait chaud, songez donc ! je l'enveloppe, je l'enferme, il me semble qu'il n'a jamais assez de maillots !

Le Docteur. — Et tout simplement en le soignant ainsi vous le rendez malade ! votre enfant manque d'air, ma bonne, il manque d'eau : et l'état d'irritation dans lequel vous le maintenez comme à plaisir provoque les convulsions.

ROSALIE. — Comment connaître ce qu'il lui faut ? à cet âge-là, ils ne sauraient dire ce qu'ils sentent ! ni où le mal les tient ! et tout de même, dites un peu, Monsieur, n'a-t-il pas l'air d'un poupon bien nourri ?

LE DOCTEUR. — C'est le plus beau nourrisson qu'on puisse voir : il fait honneur à la bonté de votre lait : il ne demande qu'à vivre. — C'est justement pour cela qu'il y aurait péché à le laisser mourir !

ROSALIE. — Si la sainte Vierge veut me prendre à sa place, je ne demande pas mieux. Je donnerais bien tout mon sang pour lui !

LE DOCTEUR. — Oui ! on dit souvent ainsi des folies ! *tout* votre sang tiré de vos veines ne serait d'aucun profit à ce petit. Vous devez faire un *autre* effort pour lui, moins difficile en apparence, mais plus *utile.* Vous devez faire usage de votre *raison !* Dieu vous a donné une raison pour vous guider dans la vie, vous aider à bien faire ; servez-vous-en, ma fille, et comprenez ce que je vous dis.

ROSALIE. — Eh bien, Monsieur, puisque selon vous c'était mon lait qu'il lui fallait, je lui ai donné mon lait !

LE DOCTEUR. — C'est très-bien ! vous avez agi

en cela comme une femme raisonnable; vous avez renoncé aux habitudes du pays et vous avez repris le rôle que vous a tracé la nature. Je suis sûr que vous ne vous en repentez pas?

Rosalie. — Oh non! Monsieur; je suis même tout heureuse et contente de le noùrrir! mais si à présent le voilà malade, comment donc faire?

Le Docteur. — Apprendre quelque chose de plus que vous ne savez pas encore. Le mal, la douleur, ne nous viennent que de notre ignorance! cet enfant ne se nourrit pas seulement de votre lait qu'il tette; il vit aussi de l'air qu'il respire.

Rosalie. — Certainement que sans air il serait tôt étouffé!

Le Docteur. — Et cet air pour sa santé doit être *pur*, doit être renouvelé sans cesse; tandis que vous le laissez au fond d'une chambre close, dans un berceau infect! L'enfant a besoin de respirer comme vous l'air du dehors, le plein air des champs!

Rosalie. — Hé! là, vous voulez qu'on le mouille et puis qu'encore on le sorte au vent! mon Dieu, mon Dieu, quel moyen qu'il ne tousse pas!

Le Docteur. — Ma fille, ma bonne fille, écoutez-moi bien, car je vous parle *en vérité!* Votre petit enfant, comme tous les êtres créés, aspire cet air qui fait vivre : il l'aspire non-seulement par les jeunes poumons qui sont dans sa poitrine, mais par son petit corps tout entier!

ROSALIE. — Jésus ! En voilà bien une autre ! Mais, mon bon Monsieur, on ne respire que par la bouche !

LE DOCTEUR. — Nous ne respirons effectivement que par la bouche ; et cependant la peau qui recouvre nos corps est un *tissu* souple, formé de mille réseaux, qui laisse pénétrer l'air dans nos organes. Si tous ces petits réseaux, qu'on nomme les *pores* de la peau, ne sont pas bien lavés, bien nets de propreté, ils se bouchent et l'action de l'air cesse de profiter à la vie,

ROSALIE. — Ah ! voyez, voyez donc tout ce que je ne savais pas ! Alors c'est pour que l'air pénètre sous la peau que vous voulez qu'on la lave en dessus?

LE DOCTEUR. — Ce n'est pas moi qui le veux, c'est la nature ! elle est sage et bonne, comme tout ce que Dieu fait. Nous autres, ignorants, nous négligeons les lois de la nature, nous agissons au rebours de ce qu'elle conseille, et nous provoquons les maladies. Les animaux ne sont presque jamais malades, surtout ceux qui vivent en liberté, pourquoi? parce qu'ils obéissent à la nature.

ROSALIE. — Ah ! ça, les animaux aiment l'eau,

j'en conviens! quand je lave ma vache Nanette, elle ne bouge pas un brin !

Le Docteur. — N'est-il pas inhumain de laver moins soigneusement les enfants qu'on ne lave les bêtes? ils en ont pourtant le même besoin !

Rosalie. — C'est bon, Monsieur, pour vos gens des villes, qui sont riches, qui ont des baignoires, des cuvettes et un tas de belles choses. Mais chez nous on travaille! on va aux champs. L'enfant tette, on le remet dans sa baile [1], et puis crie si tu veux!

Le Docteur. — Quel malheur! et combien j'ai de tristesse pour ces êtres souffrants! Réfléchissez, ma bonne Nanette, votre vache va deux fois par jour au pré, — la belle chèvre blanche a son chevreau qui joue près d'elle sur l'herbe, — vos poules emmènent leur couvée dans le clos, — et sur la rivière jouent les petits canards...

Rosalie. — On a de la peine assez le soir, Monsieur, quand il faut rentrer tout ce monde-là !

Le Docteur. — Voilà donc autour de vous, ma chère enfant, toutes les bonnes bêtes de Dieu aimant l'air libre et s'y ébattant à leur gré. Votre fils seul! qui sera leur maître, est con-

1. Bercelonnette.

damné par vous à ne pas jouir du soleil des cieux [1] !

ROSALIE. — C'est vrai : je voudrais bien m'y prendre autrement ; mais je ne sais pas !

LE DOCTEUR. — D'abord, pour lui éviter mille misères, il faut arriver à tenir votre enfant *proprement*. Le baigner n'est pas une affaire ! Vous rappelez-vous comment je m'y suis pris le jour de sa naissance ?

ROSALIE. — Oh ! Monsieur, je ne suis pas une ingrate pour oublier tout ça, et que vous m'avez soignée comme votre fille. — Étiez-vous bon ! je vous vois là, devant la cheminée, tenant le petit gars dans vos deux grandes mains si adroites. — Et puis notre Jacques est arrivé apportant de l'eau chaude, et mon homme faisait flamber le feu.

LE DOCTEUR. — Vous l'avez vu, ma chère Rosalie : c'est chose facile, et toute mère attentive peut donner ce *bain complet* à son enfant chaque matin. Rien de plus simple. Ayez une casse [2] bien vernissée pour qu'elle ne soit pas rude en dedans. Lorsqu'elle est remplie d'eau *tiède*,

---

1. C'est principalement aux enfants que l'influence de l'air confiné est fatale. Il faut se hâter d'exposer les enfants à l'action de l'air et du soleil, et leur donner chaque jour un bain d'air vivifiant.
(Traité d'hygiène de MICHEL LÉVY.)
2. La *casse* de nos provinces de l'Est, le *tian* du Midi. Ce qu'on nomme par tous pays une *terrine*.

vous saisissez l'enfant de votre main gauche et vous le maintenez dans l'eau jusqu'aux épaules. Vous verrez sa joie! il fera de grands sauts, exerçant ses jambes avec violence, ce qui le développe beaucoup. Un morceau de savon est placé près de vous sur une table : vous tenez l'éponge de votre main droite...

Rosalie. — Une éponge? et pourquoi donc faire?

Le Docteur. — Pour laver à l'eau pure le visage de l'enfant : on commence par là, le savon pouvant nuire à ses yeux.

Rosalie. — Qu'est-ce qu'il faut donc lui savonner?

Le Docteur. — Oh! ce qu'il est indispensable de laver avec l'éponge *frottée* de savon, c'est le *sommet* de la tête. Les pauvres enfants sont en général fort malheureux à cause de la manière dont on les coiffe. Les gros bonnets sont d'un usage très-dangereux : ils favorisent sur la tête de l'enfant le développement d'un *enduit* qui est aussi nuisible que malpropre.

Rosalie. — On leur fait tant de mal, Monsieur, quand on veut leur enlever cela! C'est connu; — ils prennent des fièvres, des maladies; le plus sage est encore de les laisser tranquillés!

Le Docteur. — Je vous en supplie, ma fille, ne cédez pas aux conseils que vous suggère la paresse! Je sais qu'il est plus *commode* de lais-

ser venir la crasse aux enfants que de la leur
enlever ; mais une femme comme vous, intelligente et bonne, doit se rendre au raisonnement
et comprendre que s'il est *bon* et *bien* de nettoyer
les animaux, il ne peut être *mauvais* de nettoyer
les enfants !

ROSALIE. — Mais ce n'est pas en leur lavant la
tête qu'on évite cette *calotte*, sans doute?

LE DOCTEUR. — Pas autre chose ! Votre petit
est assez jeune pour que vous en fassiez l'essai :
suivez mes avis; mettez-le dans un bain de
dix minutes chaque matin. Savonnez sa tête, ses
oreilles et tout son corps, en essuyant bien
vite tout cela avec une flanelle fine, et en pou-
drant à l'*amidon* cette petite chair ; le tout légèrement, avec adresse, sans heurter l'enfant. Dix
minutes suffisent — et vous m'en direz des nouvelles quand le gaillard aura six mois !

ROSALIE. — Et ces soins-là empêcheront les
convulsions de revenir?

LE DOCTEUR. — C'est très-probable ; surtout
si vous renoncez à la déplorable habitude de
le laisser dans son berceau, seul à crier pendant
des heures !

ROSALIE. — Pas moins quand je vas à l'herbe,
Monsieur, ce pauvre gars ne peut me suivre ! —
quand je lave à la rivière, il ne peut mie être
vers moi !

LE DOCTEUR. — Je crois que vous vous trompez. Je voudrais vous voir dresser Dragon, qui en saurait vite assez long pour vous aider dans votre ouvrage !

ROSALIE. — C'est une fameuse idée que vous avez, Monsieur ! On n'imagine pas comme ce chien aime l'enfant. — Cependant il faut du beau temps pour promener un si petit chrétien que ça !

LE DOCTEUR. — Non vraiment ; tous les temps sont bons, pourvu qu'on craigne l'humidité. Il est rare que l'air du dehors ne soit pas bien préférable pour un enfant à l'air de la maison [1].

ROSALIE. — J'aurais tant de plaisir, si je savais, dans la saison des foins, l'emporter ainsi et le coucher sur l'herbe pour qu'il dorme à l'ombre ! Est-ce possible, Monsieur, que j'accoutume Dragon à le garder pendant que je travaillerai, — mais nous n'y sommes pas, à ce temps-là !

LE DOCTEUR. — Dragon ! ce sera pour lui une mission de confiance ! il traînera la carriole et l'enfant dedans ! Votre mari Claude est habile ouvrier : il vous fera un char à roulettes.

ROSALIE. — Eh quoi ! je n'aurais plus à le quit-

---

1. C'est dans les espaces dégagés, dans les promenades étendues et bien situées qu'il faut exposer l'enfant à l'air. Au fort de l'été il *doit* rester dehors à peu près toute la journée : au printemps et à l'automne pas moins de 4 à 5 h. par jour.

Dr DONNÉ.

ter quand je pars aux champs, ce qui me tire si fort le cœur! quoi! je n'aurais plus la crainte de le trouver étranglé dans son berceau!

Le Docteur. — Si vous saviez combien de femmes, pour calmer les cris du nourrisson en leur absence, lui donnent une fatale boisson de *pavots,* et combien d'enfants, endormis ainsi, ne se sont *pas* réveillés!

Rosalie. — D'après tout ce que vous m'expliquez, Monsieur, je vois qu'il y a beaucoup de petits qui meurent faute de soins, parce que leurs mères sont des bêtes, qui ne veulent entendre à rien — qui ont enfin un amour sans esprit, ce qui revient à dire qu'elles n'en ont pas du tout! Mais je ne veux pas être de ces mères-là, moi! et puisque Dieu est si bon de m'avoir fait vivre à côté de vous, je mettrai tous vos conseils dans un coin de ma tête et je les répéterai sans cesse!

Le Docteur. — Dans peu de jours, ma fille, vous verrez disparaître tous les accidents, toutes les menaces vers le cerveau. Votre garçon bien tenu, bien baigné chaque matin, aura une belle chair ferme et fraîche; le travail de la dentition se fera sans secousse; enfin il marchera de bonne heure!

Rosalie. — En vous écoutant, Monsieur, il me semble pourtant que je n'ai plus de chagrin, que le petit n'est plus malade, et que vous n'aviez qu'à parler pour le guérir! Il dort à cette heure — il a l'air tranquille. — C'est-il donc bien vrai que le bon Dieu ne va pas me le prendre?

Le Docteur. — Les petits enfants sont comme les fleurs — Dieu envoie pour tous sa rosée, son soleil; mais il faut que les mères, comme les jardiniers, sachent se servir des célestes bienfaits. — J'espère, ma bonne fille, que vous m'avez compris et que vous n'aurez plus peur du bain tiède pour l'enfant. — Adieu, bon courage!

CHAPITRE VII

L'ENFANT DOIT ÊTRE VACCINÉ

JACQUES. — S'attendait-on à vous voir arriver chez nous par un temps pareil, Monsieur? avec trois pouces de neige sur la capote de votre voiture !

LE DOCTEUR. — Oui, mon cher Jacques; il fait frais ! mais j'aime la neige pour voyager; cela égaye le paysage. Une affaire importante m'appelle à Nancy; vous pensez qu'il m'a été impossible de passer à portée de fusil de mon village sans m'y arrêter un jour !

JACQUES. — Cela semble bon de vous recevoir au cœur de l'hiver, on n'y est pas habitué. Vous allez prendre un verre de vin. — Marie vous chauffera cela avec du sucre et de la cannelle : — il n'y a rien de si bon.

Le Docteur. — Surtout, mon ami, pour un homme qui ne•boit que de l'eau, parlons-en ! Bien obligé ; j'ai déjeuné à la ferme en dételant, et j'entre chez vous par mes jardins qui sont tout blancs. — C'est, ma foi, joli !

Jacques. — Que la grand'mère va être contente, et la sœur, enfin tout le monde !

Le Docteur. — On va bien, j'espère, tout autour ? Que fait Rosalie de son bel enfant ?

Jacques. — Elle en fait son caprice ! depuis que vous l'avez si bien enseignée, elle est toujours après ; elle le lave, elle le poudre, — on dirait un fils de roi !

Le Docteur. — Où donc est la différence, je vous prie ? Il doit être magnifique ; et dites-moi, l'a-t-on vacciné ?

Jacques. — Ah ! les femmes veulent attendre la Saint-Jean, elles ont là-dessus leurs systèmes, vous savez !

Le Docteur. — J'ai prévu cela, et j'ai de la vaccine dans ma trousse. L'année est très-mauvaise ; la petite vérole sévit avec intensité.

Jacques. — On le dit à la ville : mais par ici il n'y a rien encore. — Bon ! voilà les sabots de la mère que j'entends !

La mère Toinon. — Tiens, Jacques, secoue-moi un peu la neige de mon casaquin. — C'est vrai que vous êtes venu vers nous, mon bon ami !

Hé ! que j'ai donc plaisir à vous voir encore avec mes vieux yeux !

Le Docteur. — Maman, pourquoi vous déranger pour venir au-devant de moi ? Il ne fait pas un temps à sortir à votre âge.

La mère Toinon. — Il ne sera pas dit que la mère Toinon vous manquera d'une minute, quand vous ne faites que passer. Savez-vous que je vous aime toujours, que ce n'est pas d'hier ! Et vienne la Saint-Joseph ça fera cinquante-huit ans, mon bon ami, que je vous ai mis votre premier bonnet ! Il fallait voir comme Madame votre maman était contente d'avoir un garçon !

Le Docteur. — Vous vous rappelez de loin ! Et vous, bonne mère, quel âge avez-vous ?

La mère Toinon. — Cinq ans, depuis la Noël. — Cinq ans avec quatre-vingts. Et je tricote sans lunettes.

Jacques. — Laissez-la, Monsieur, c'est la plus jeune de nous tous ! Si droite et si vive, elle a bientôt fait un tour !

Le Docteur. — Quand Rosalie nous aura apporté son marmot, nous aurons là les quatre générations.

Jacques. — Une de moins, Monsieur; c'est le pauvre père, enfin ! — Mais vous disiez que vous vouliez vacciner le petit, avec quoi donc ?

Le Docteur. — Certain de ne pas trouver de

vaccin dans le pays, je m'en suis muni. Voyez, mon ami, entre ces deux petites plaques de verre, lutées avec de la cire, apercevez-vous comme une goutte de gomme?

Jacques. — Ah ! c'est là de la vaccine conservée ! Je sais bien comment on vaccine, et encore je ne m'explique pas pourquoi cette opération préserve de la petite vérole ?

La mère Toinon. — Tu sais, que tu ne sais rien en tout ! De mon temps, vois-tu, mon Jacques, on ne faisait pas tant d'affaires; et moi je dis que c'est tenter Dieu que de vouloir empêcher les maladies de venir. — On en a d'autres, voilà tout !

Le Docteur. — La vaccine est au contraire un beau présent que Dieu nous a fait, et nous serions peu reconnaissants si nous négligions d'en tirer parti pour rendre service.

Jacques. — Je suis curieux de savoir *comment* on a deviné la manière de s'y prendre, car vous voyez, Monsieur, que la mère dit qu'on n'en faisait pas usage dans le temps passé !

Le Docteur. — Oh ! ce fut une découverte merveilleuse, qui remonte à soixante-dix ans tout au plus. C'est à un jeune savant anglais, le docteur Jenner, que l'humanité tout entière est redevable de cette précieuse révélation.

Jacques. — Ces Anglais ! je ne les aime pas.

Le Docteur. — Vous avez tort; ce sont de braves gens; d'ailleurs, on ne peut *toujours* se faire la guerre; mieux vaut s'entr'aider que se détruire.

Jacques. — Quant à ça, je suis bien d'avis qu'un savant rend des services au monde entier; — seulement je préfère ce qui vient de nous et de *nos* savants, à ce qui vient d'eux.

Le Docteur. — Et bien! Jacques, il faut en prendre votre parti, mon ami; c'est un Anglais qui a découvert la vaccine.

Jacques. — Est-ce vrai que cela se trouve sur les vaches?

Le Docteur. — La pustule qui donne la vaccine se développe naturellement sur le pis des vaches. C'est la *grappe*, maladie des chevaux, qui, en se communiquant aux vaches, constitue la pustule du *vaccin*. On a observé que la vaccine ne se développe sur les vaches que là où les hommes qui pansent les chevaux sont en même temps employés dans les étables [1].

Jacques. — Cette maladie-là existe-t-elle dans nos pays?

Le Docteur. — Non : la vaccine est rare en France. Elle n'existe point en Irlande, en Écosse, en Autriche, parce que dans ces trois pays les

1. Rabbe. — *Biographies des contemporains.*

femmes seules soignent les vaches. L'Angleterre a eu cette faveur de posséder en même temps le remède et le savant qui sut l'appliquer.

JACQUES. — Contez-nous un peu son histoire.

LE DOCTEUR. — Volontiers. Jenner, qui était un homme doué d'un esprit observateur, exerçait la médecine à Sudbury, dans le comté de Glocester. Une violente épidémie de petite vérole dévastait alors ce pays, et Jenner, fort occupé, allait voir ses malades de village en village. Un soir.....

LA MÈRE TOINON. — C'était peut-être un homme qui soignait le monde comme vous faites, par amitié ?

LE DOCTEUR. — Apparemment qu'il y trouvait aussi son plaisir et en même temps son instruction. Ce soir-là, il fut bien heureux ! Il marchait tout rêveur, profondément attristé par les misères qu'il s'efforçait de soulager, sans y parvenir. Il traversait une prairie où des jeunes filles qui gardaient leurs vaches se disposaient à les traire avant la nuit.

JACQUES. — Voilà une mode que je n'approuve pas, — traire les vaches aux champs.....

LE DOCTEUR. — L'une de ces laitières, répondant au bonsoir du docteur Jenner, lui demanda des nouvelles d'une amie malade de la petite vérole. « Ah ! fit-elle, si elle avait soigné les vaches comme moi, la pauvre, elle ne serait pas malade ! »

La mère Toinon. — Quelle idée avait-elle là ?

Le Docteur. — Jenner, étonné, fit comme vous, bonne maman ; il pria la jeune fille de s'expliquer. Alors celle-ci montra sur ses bras nus les traces d'une récente éruption.

Jacques. — Je comprends ! elle avait gagné cela à traire les vaches.

Le Docteur. — Les filles employées autour de ces bêtes avaient toutes contracté la légère maladie de peau qu'on nomme le *cow-pox*, — mais, en revanche, elles étaient *toutes* exemptes de la cruelle atteinte du fléau.

Jacques. — Ah diable ! voilà qui aura donné à songer au docteur Jenner.

Le Docteur. — Je me suis souvent représenté le bon Jenner, arrêté au milieu d'un pré, parmi ces filles de la campagne qui le mettaient ainsi naïvement en face d'une des révélations de la science ! Il comprit tout d'abord la grandeur de cette découverte et la portée qu'elle pourrait avoir s'il *savait* l'appliquer ; il se sentit appelé à un grand devoir.

Jacques. — Vous croyez qu'il a deviné tout de suite ?

Le Docteur. — Bonjour, Rosalie ; puisque mon récit vous concerne, ma fille, je le continue ;

faites-en votre profit. — Vous saurez donc, mes amis, que dans ce temps-là on avait inventé un expédient pour *affaiblir* la petite vérole. Ne pouvant vaincre cette épidémie permanente qui dévastait les populations, les médecins avaient cru en atténuer les ravages en communiquant la maladie aux enfants par *inoculation*.

LA MÈRE TOINON. — C'est vrai ! je me rappelle ; ils m'ont fait cela dans mon enfance, et j'ai failli mourir !

LE DOCTEUR. — Alors Jenner, persuadé qu'il avait affaire à un moyen *radical* de salut, tenta d'*inoculer la petite vérole* aux filles de ferme qu'il avait rencontrées dans la prairie, et dont les bras portaient des traces de *cow-pox*. Il se disait : Si le *cow-pox* est un moyen préventif, elles n'auront pas la petite vérole.

JACQUES. — Eh bien ! celles qui se sont laissé faire ont eu bon courage, on peut le dire !

ROSALIE. — Mais tu vois bien, Jacques, elles avaient confiance en cet homme bon !

LE DOCTEUR. — Courage ou confiance, elles en furent récompensées, car aucune d'elles ne prit la maladie. — Jenner ne s'était pas trompé.

JACQUES. — Comment ! il réussit du premier coup ?

LE DOCTEUR. — Oui ! dès son premier essai le succès fut admirable ! Jenner eut la gloire de trouver ce puissant remède à l'une des plus affreuses maladies qui affligent les hommes. — Et non-seulement la vaccine préserve de la *variole*, mais elle paraît diminuer beaucoup la susceptibilité d'être atteint par la peste ou autres épidémies.

Jacques. — Que ce serait beau, Monsieur, si on avait un remède *sûr* contre chaque maladie! mais il me semble que la vaccine qui vient *tout droit* de la vache doit être la plus pure?

Le Docteur. — Il serait, en effet, très-sage de répandre cette innocente maladie dans nos étables, afin que chacun en eût sous la main. Toute femme devrait savoir vacciner. La vaccine que je vous apporte ici, Jacques, a été prise sur une génisse amenée à Paris d'Angleterre.

Rosalie. — Faut-il que vous soyez gentil d'être venu exprès au pays à cause de mon petit! mais ce ne sera pas pour aujourd'hui, n'est-ce pas, Monsieur? il dort!

Le Docteur. — Soyez tranquille, ma chère fille, nous ne lui ferons pas de mal; allez le réveiller, et amenez-moi aussi deux ou trois petits voisins. De cette façon, nous sommes assurés d'avoir de la vaccine superbe dans huit jours, et, à mon retour de Nancy, je fais une vaccination générale; tous y viendront, petits et grands !

LA MÈRE TOINON. — Enfin, mon cher ami, vous nous en dites tant et tant qu'on vous croit toujours ! pas moins puisque le bon Dieu fait les maladies, c'est *pécher contre lui* que de s'en garantir, je ne sors pas de là !

LE DOCTEUR. — Dites-moi, mère Toinon, vous souvenez-vous d'un jour si chaud d'août, que vous laviez la lessive de votre fille Jeanne, là-bas en aval du moulin ? — Oh ! il y a plus de quarante ans !

LA MÈRE TOINON. — Taisez·vous ! comment pourrais-je oublier le jour de votre vie où je vous ai aimé le plus ?

LE DOCTEUR. — Les jumeaux de votre Jeanne s'amusaient à jouer dans l'eau près de vous, — et, plus loin, ce grand écolier en vacances qui s'exerçait à nager, plongeait dans l'écume sous la roue ; mais le bruit de la vague couvrait sa voix, et vous ne l'avez pas entendu quand il vous a crié : « Mère Toinon ! prenez garde aux enfants ! on va lever la vanne ! »

LA MÈRE TOINON. — Hélas ! le cœur me manque en y pensant, encore à cette heure ! Le flot arrive et me les emporte, et je n'ai plus d'enfants !

LE DOCTEUR. — Et la Jeanne accourait sans doute, — et toutes deux sur le bord vous étiez là, les bras tendus, criant au secours, pauvres mères !

La mère Toinon. — C'est le ciel qui me l'a envoyé, ce beau garçon qui nageait si bien, qui me sauve un enfant de chaque main, et me les sort de l'eau quasi noyés !

Le Docteur. — Ah ! bonne maman, l'écolier de ce jour-là est vieux maintenant : et quand il songe à la vanne du moulin, un bonheur profond lui pénètre l'âme. Il ressent encore la joie suprême de ce moment où, sous l'eau violente, il saisit ces deux petits êtres, emportés par le courant ; — moins heureux que Jenner, il n'avait pourtant arraché à la mort que deux faibles créatures humaines !

Jacques. — Que voulez-vous, Monsieur, c'était son coup d'essai ; — depuis ce jour-là il en a sauvé bien des autres ! Allons ! la mère, convenez un peu qu'on ne *pèche contre Dieu* ni en préservant des maladies, ni en sauvant ceux qui se noient. — Vous voyez bien qu'il n'y a rien à répliquer !

La mère Toinon. — S'il en est ainsi, si nous avons le droit de nous soustraire au chagrin, viendra donc un temps, mon cher ami, où tous seront contents sur la terre ?

Le Docteur. — Tous ! non, je n'ose l'espérer. Mais en travaillant dans la mesure de nos forces à vaincre le mal et la douleur, chacun de nous aura bien mérité de ses frères, au nom de la justice éternelle.

CHAPITRE VIII

UNE MAISON SAINE

Jacques. — Nous avons besoin de nous entendre sur ta maison, Claude : et puisque tu veux bâtir, le temps est venu d'en raisonner.

Claude. — Est-ce que tu ne m'avais pas dit que tu attendais une lettre de Paris ?

Jacques. — La voilà. Rosalie et toi vous pouvez avoir un palais, si seulement vous ne vous entêtez pas !

Claude. — Ah ! Rosalie, elle ne demande pas mieux ! elle ne sait pas ce que ça coûte une maison à étage ! C'est des dépenses, tout cela, qui ne me vont pas.

Jacques. — Écoute : tu ne saurais rester comme vous êtes, à loyer chez les autres ? Eh bien donc, puisqu'il te faut une maison, fais–la sagement.

CLAUDE. — Je ne dis pas que je n'aie idée d'être chez nous, tout comme un chacun. — Voyons toujours ce qu'il y a d'écrit dans ta lettre.

JACQUES. — Elle vient de ceux qui s'y connaissent ! M. le docteur m'écrit : « Ainsi que je vous l'ai dit souvent, mon cher Jacques, les conditions de la santé pour un homme dépendent : 1º du milieu dans lequel il se place ; 2º de la nourriture qu'il absorbe ; 3º des vêtements dont il s'enveloppe. »

CLAUDE. — Je croyais qu'il allait nous parler de la façon dont on bâtit dans les villes, à la moderne : et voilà qu'il nous raconte de la médecine ! je t'avoue que cela m'étonne fort.

JACQUES. — Tu n'as point de patience. Je t'assure que tu vas comprendre, aussi bien que je comprends moi-même. « Or le milieu dans lequel on se place, c'est la maison où l'on vit douze heures par jour. La salubrité de cette maison dépend :

» 1º de la localité ;

» 2º de la construction ;

» 3º des gens par lesquels elle est habitée. »

CLAUDE. — Quant à choisir un bon endroit, notre jardin est ce qu'il y a de mieux.

JACQUES. — Et encore, tu vas voir qu'il y a place et place.

« Ainsi, par exemple, au sujet de l'exposition, votre beau-frère Claude commettrait une grave erreur s'il dressait sa maison avec façade sur la rue. L'énorme châtaignier qui est en face lui porterait préjudice par son ombre. Claude devra s'orienter nord et sud, ce qui le mettra en équerre avec la rue. »

CLAUDE. — Comme tu as fait, toi ! ce n'est pourtant pas si beau que de s'aligner sur la rue.

JACQUES. — Beau tant que tu voudras ! L'essentiel est que ce soit *sain* ! « Je lui conseille en outre de reculer de huit mètres environ sur son terrain : il faut fuir le voisinage trop immédiat des grands arbres. — Il devra empierrer fortement l'endroit du sol sur lequel il voudra bâtir : toutes précautions doivent être prises contre l'humidité, et si le jardin de Claude n'offrait pas une pente marquée vers la rivière, qui le borne, je lui dirais de *drainer* son terrain : mais chez lui c'est inutile. »

CLAUDE. — Il est certain que nous sommes au sec, et tout de même, je compte monter trois marches.

JACQUES. — Tu feras bien. Ce qu'il faut redouter, ce sont les infiltrations qui se font en dessous ! Il est d'impérieuse nécessité de faire les fondations d'une maison très-sèches et d'y employer de bon mortier ; car si des eaux fétides pouvaient s'y faire jour, y filtrer et y croupir, on prédirait sans être sorcier que cette maison-là serait désignée d'avance pour la fièvre et la dyssenterie. Ce sont des choses prévues ; tandis qu'on évite l'humidité sous les planchers en y laissant un espace *vide* où l'air circule. »

CLAUDE. — Je sais qu'il est sage de se bien loger, et que c'est aussi plus commode. Mais dis-moi, Jacques, combien de gens habitent des trous, qui s'y portent à charme et vivent quatre-vingt-dix ans !

JACQUES. — Il faut voir. On vante toujours tant les Anglais ! il paraît qu'ils laissaient mourir leurs hommes par les maladies, cent vingt sur mille dans la troupe qu'ils ont à la Jamaïque, et depuis qu'ils ont adopté le séjour des hauteurs, cette mortalité est réduite à vingt... Je l'ai lu dans la *Gazette*[1]. — Cela vaut la peine !

CLAUDE. — Quand on est d'un pays, on en supporte le climat. — Pourtant les précautions sont bonnes à prendre, j'en suis d'avis. Mais ta lettre n'est pas finie ?

JACQUES. — Certes, elle n'est pas finie ! « Ayant déterminé le point de votre bâtisse et réuni vos matériaux, il est important de tracer un plan qui vous préserve de tous maux. »

1. Henry Roberts, *Healthy Dwellings*.

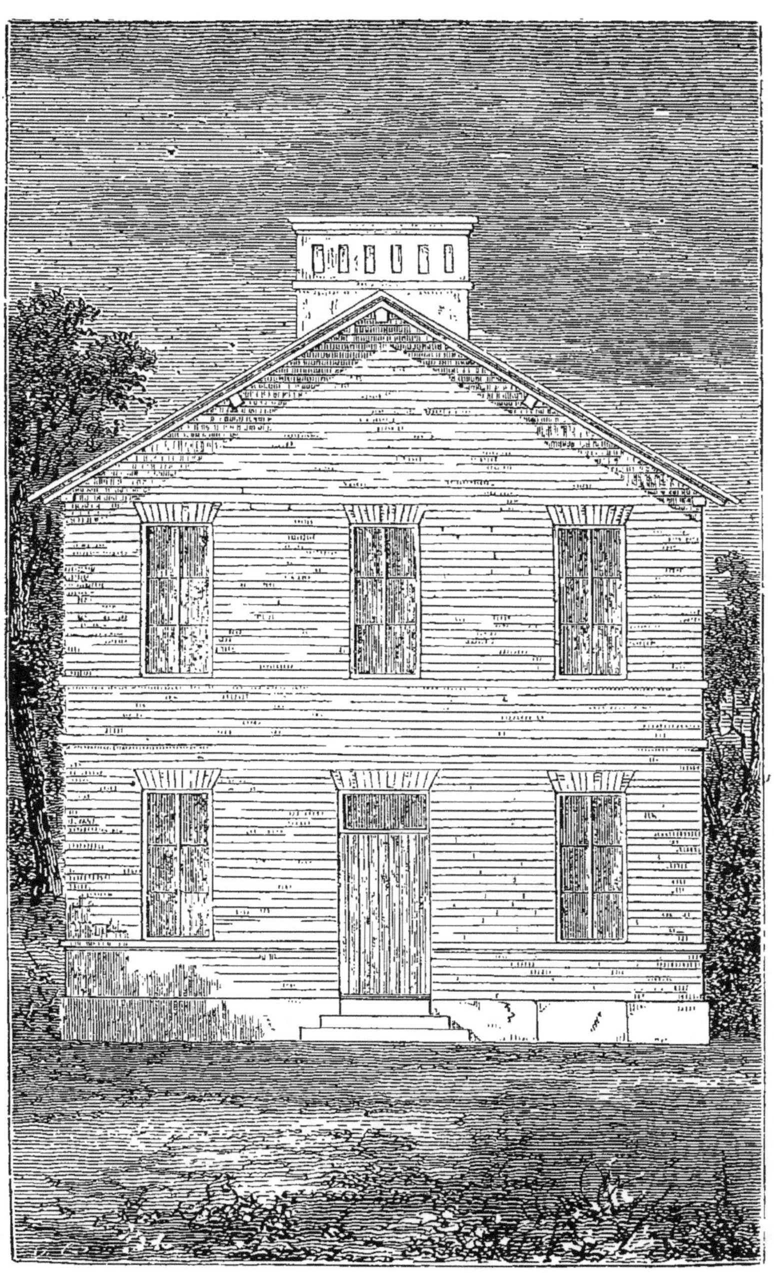

Une Maison saine.

CLAUDE. — Ah ! pour le coup, c'est trop fort !
La situation, passe ; je comprends cela. — L'exposition, passe encore ; mais je te demande un
peu ce que le plan d'une maison a affaire aux
maladies !

JACQUES. — Il y est le dessin, et tout au long [1].
Tu peux te dire qu'il est fait pour un motif et
non pour un autre. D'ailleurs, écoute : « Si vous
avez conservé le souvenir de nos causeries, mon
bon ami, vous savez que je vous ai maintes fois
démontré que l'air est indispensable à la vie,
puisqu'on ne vit pas plus sans respirer que sans
manger ; et que cet air, pour être sain, doit être
renouvelé sans cesse. La condition suprême pour
la salubrité d'une maison est donc qu'elle soit
facilement *ventilée* et qu'elle ait des jours de
deux côtés, au moins. »

CLAUDE. — C'est cela ! une grande fenêtre à la
pièce de devant qui est la *salle*; et puis une autre
en face dans la *cuisine*. Ainsi on établit un courant d'air, quand on veut.

JACQUES. — Doucement, mon garçon ! un courant momentané, pour ramener l'air *pur !* il ne
faut pas que ton petit reste entre deux vents ; ça
lui serait mauvais. Mais suivons sur la carte. Il
me semble que cette porte en chêne, avec les
trois marches, fait un bel effet ! Elle ouvre sur

1. Voir le plan ci-joint, rez-de-chaussée.

une petite entrée. La *salle*, à droite au sud ; la cuisine, à gauche au nord, et le garde-manger dans le coin !

CLAUDE. — C'est très-bien ! et l'escalier qui monte aux chambres [1]. J'en vois trois ; c'est du luxe, trois chambres. Une pour les enfants et une pour nous, c'est tout assez !

JACQUES. — Tu crois que je laisserai ma fille, quand elle va se faire grande, dans la même chambre avec ses frères ? Oh ! mais non ! Elle sera un peu demoiselle, et ce ne sera pas plus mal : du contraire. Tu auras peut-être des garçons et des filles, qui sait ? Quand on bâtit, c'est pour la vie !

CLAUDE. — Sans doute, et tu n'as point tort. Nous dit-il au moins pourquoi il a mis des cheminées sur son plan dans ces chambres du haut ? Je n'en vois pas l'emploi. Une suffit, si on est malade.

JACQUES. — Oh ! les explications continuent, sois tranquille. « Votre étage, mon cher ami, devra garder une élévation de trois mètres du plancher au plafond ; car la question de l'air pur est surtout dominante dans des chambres où l'on passe la nuit, où le même air doit être respiré pendant de longues heures par plusieurs personnes, ce qui le rend *nuisible* à la vie. Pour

1. Premier étage de la maison, fig. 2.

Plan du premier étage.

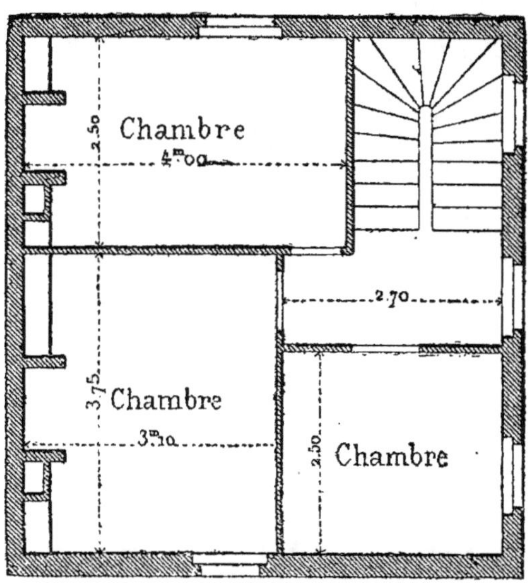

Plan du rez-de-chaussée.

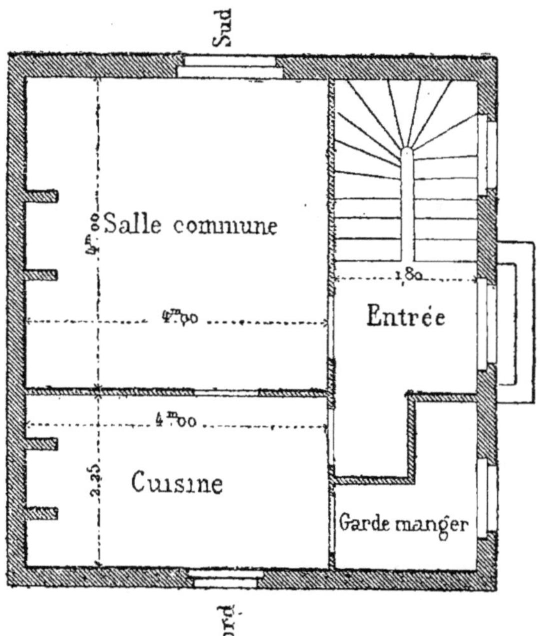

cette raison, les chambres à cheminées sont plus saines parce qu'elles sont mieux *ventilées*; surtout quand un tuyau d'appel assure l'alimentation de la cheminée avec l'air extérieur; ce moyen, qui prévient la fumée, assainit en même temps. »

CLAUDE. — Te serais-tu douté de cela, toi? un tuyau d'appel? une ouverture en dehors?

JACQUES. — Ma foi, non, mais on apprend tous les jours, je m'en aperçois. « Il faut, en outre, établir une fenêtre dans chaque pièce, une fenêtre qui se développe du bas en haut, *sans imposte*, et qui embarque l'air largement quand on l'ouvre. Au-dessus de chaque fenêtre, il est bon de pratiquer des orifices petits et nombreux, pour que l'air, vicié pendant la nuit, reçoive un supplément d'air pur. »

CLAUDE. — Comme il nous répète son « air pur ! »

JACQUES. — Comprends pourquoi : « Si j'insiste sur la nécessité d'aérer vos chambres, c'est que les plus récentes observations ont prouvé que, dans un hôpital, où l'on voyait mourir *un* malade sur *six* avant de ventiler, on est descendu au chiffre de un mort sur vingt depuis qu'on ventile les salles [1]. »

1. Henry Roberts, Ladies' Sanitary Association, Londres.

CLAUDE. — Certainement, voilà des raisonnements que je peux admettre et qui me paraissent valables. Mais ce qui m'inquiète, c'est la somme importante des objets, quand il faudra les payer un à un ! cela coûte diablement cher de prendre ses aises, va !

JACQUES. — Peux-tu imaginer que le plus utile soit omis ! Il n'y a pas de danger. « Étant dans un grand centre, j'ai pu me procurer toute espèce de renseignements qui vous seront précieux dans les campagnes quant au prix de revient ; je conçois que Claude, avant d'y mettre la pioche, tient à savoir exactement ce que sa maison lui coûtera. D'abord pour ses murailles, s'il les veut à l'épreuve de l'humidité et conservatrices de la chaleur, il devra choisir ses matériaux en conséquence. Deux rangées de briques de champ, avec un léger espace laissé vide entre elles, constituent ce qu'on appelle la *muraille double*. Elle coûte, le mètre carré :

» En brique de Bourgogne, 10 francs;
» En brique ordinaire, 8 francs [1]. »

CLAUDE. — J'avais idée de me servir de la brique, mais je ne connaissais pas cette muraille *doublée*. En effet, cela doit être solide.

JACQUES. — « N'employez que des bois bien

---

1. Renseignements puisés à l'École d'architecture, Paris.

secs pour ne pas les voir travailler et se dis-
joindre, ce qui vous ferait une maison mal
close, quand nous la voulons *sèche, chaude* et
claire. »

Claude. — J'entends bien qu'il faut de l'air;
mais on aime à se garer des vents coulis.

Jacques. — Maintenant voici des prix de toiture : « On sait qu'en général (et cela varie selon les pays) la couverture en tuiles est meilleur
marché; mais s'il vous plaît de vous couvrir en
ardoise, vous arriverez à ce résultat moyennant
4 fr. 75 c. le mètre carré. »

Claude. — Il me sera facile d'établir mon devis, du moment que j'ai le prix de tout !

Jacques. — Oui ! on raisonne, on choisit; et
on est maître encore de n'agir qu'à sa guise. Pas
moins, on connaît son affaire ! « N'oubliez pas
que la tuile est plus chaude en hiver et plus
fraîche en été que l'ardoise. Ayez soin que vos
gouttières débordent votre toit, que le toit lui-
même fasse auvent, si vous voulez prévenir les
infiltrations des pluies. »

Claude. — L'eau de la pluie ! c'est dommage
qu'elle se perde !

Jacques. — Si on pouvait la rassembler au bas
des maisons quand elle tombe sur les toits, on
aurait des *citernes* pleines au temps de la séche-
resse, ce serait fort utile. Tous les villages n'ont

pas une rivière comme la nôtre, qui ne tarit jamais.

CLAUDE. — Tous ceux qui n'ont pas de cours
d'eau ont des puits, à moins que ce ne soit sur
des hauteurs immenses !

JACQUES. — Quand on manque d'eau, ou que
celle qu'on a est gâtée, le malheur est le même.
Eh bien, on parle d'un *filtre à charbon* pour purifier les eaux les plus mauvaises; c'est à savoir,
cela !

CLAUDE. — Cette invention-là ne nous concerne pas, car ici nous avons de l'eau pure, Dieu
merci !

JACQUES. — Mon cher ami, quand ton garçon
aura tant seulement ses seize ans, que tu te diras : encore quatre ans il va tirer ! tu songeras
au filtre à charbon afin de lui mettre cette petite boîte-là dans son sac, s'il part soldat en
Algérie !

CLAUDE. — D'ici qu'il soit soldat, nous avons
du temps de reste ! Il n'est donc pas question du
dallage ?

JACQUES. — Juste, nous y voilà. « Il vous faut
carreler le rez-de-chaussée; mais je conseille un
plancher pour l'étage. Les prix sont de :

» Carrelage en brique ordinaire, le mètre
carré,   3 f. 50 c.

» Carrelage en brique de Bourgogne, 4 f. 50 c.

» Mettez de la planche dans vos chambres et choisissez le bois de *sapin* qui est de 7 francs, de préférence au chêne qui vous coûterait 11 francs. »

CLAUDE. — Rosalie voudra laver cette maison-là du haut en bas. Est-ce que la planche se nettoie aussi bien que la pierre?

JACQUES. — Oui, le plancher sèche aussi vite que le carreau, et il est bien plus chaud en hiver; il n'y a pas de comparaison! — Nous sommes au bout : « Une pente convenable doit être maintenue autour de la maison, pour rejeter au loin les eaux de surface; une marge de 0 m. 60 c. en *ciment de Portland* serait encore une bonne garantie de salubrité. Enfin, dans une semblable demeure, les habitudes de propreté seront faciles à une ménagère. »

CLAUDE. — Par avance, j'y vois Rosalie dans la joie de son cœur !

JACQUES. — « L'hygiène est la science de tous les jours, et lorsqu'on l'observe avec intelligence elle empêche les maladies. Il est plus facile et plus sage de les éviter que d'avoir à les guérir : nous devons y réfléchir. »

CLAUDE. — Empêcher les maladies ! quel beau secret, si chacun le possédait; mais il faut qu'un médecin soit un bien honnête homme pour nous le donner !

Jacques. — Pour moi, je sens qu'il me persuade à ses idées quand il nous dit : « Si on ne respecte pas les lois de la vie, on les néglige, il n'y a pas de milieu; puis on devient malade. » Alors :

> On pense en être quitte en accusant son sort!

Mais la Fortune est en droit de nous répondre ce qu'elle dit à l'écolier endormi, qu'elle éveille au bord du puits [1] :

> Si vous fussiez tombé, l'on s'en fût pris à moi :
> Cependant c'était votre faute!

Ne dormons pas comme l'enfant; soyons éveillés; étudions les lois de Dieu que la science nous révèle; et par le fraternel secours de la constante amitié, nous aurons raison de bien des misères. Vous savez, Jacques, que je vous le souhaite à tous. Travaillez de bon cœur, et comptez sur moi. »

Claude. — Écoute : je m'en vais passer chez Manuel le charpentier et préparer mon devis avec lui dès ce soir, s'il a le temps. La maçonnerie sera dressée au soleil avant les foins!

Jacques. — Tu as raison, ne te mets pas en retard; et crois-moi, Claude, c'est ce que tu as de mieux à faire.

1. La Fontaine, V. Fable XI.

CHAPITRE IX

PROPRETÉ INTÉRIEURE DE L'HABITATION

Le Docteur. — Allons ! mes amis, c'est un vrai plaisir pour moi de vous trouver si bien installés dans cette maison neuve. Je suis satisfait quand mes avis ont été suivis, et que je n'ai pas, comme on dit, « prêché dans le désert. »

Rosalie. — Si nous sommes bien, c'est grâce à vous, Monsieur ; mais il faut convenir que ça n'a pas été tout seul. Claude a répété plus d'une fois : « Tant d'argent dans des murs, c'est de la folie ! » Jacques et moi nous le raisonnions. Enfin, il s'est décidé. Il nous a mis au soleil comme vous voyez, et l'air et le jour ne nous manquent pas.

Le Docteur. — L'exposition est excellente,

ma foi ! J'approuve ces larges fenêtres qui se développent jusqu'au plafond. Votre cuisine est belle et claire ; et si vous avez du soin, ma fille, chaque objet aura toujours sa place voulue : sur le dressoir les écuelles et la vaisselle, le linge dans l'armoire. On sait que vous êtes bonne ménagère et que vous n'épargnez pas la peine pour mettre tout en ordre. Aussi je vous en fais mon compliment, Rosalie. Votre mari doit se plaire dans un bon petit ménage comme le vôtre, et je suis sûr qu'il s'y tient ; — je n'ai nul besoin de m'en informer. Je sais aussi que votre garçon est superbe.

Rosalie. — Il court comme un lapin, le petit, à cette heure ! Dame, vous savez, c'est lui qui me rend fière : il est plus beau que tous les autres, — et frisé ! Ce n'est pas les bonnets qui l'ont jamais gêné, il n'en a point ! Quant à le baigner, j'ai fait tel que vous avez dit ; tous les jours dans l'eau ; et nous n'avons plus entendu parler des convulsions !

Le Docteur. — Je l'espérais bien, et j'en suis heureux. Pendant ma saison de chasse, je vais vous voir souvent ; mais aujourd'hui montrez-moi d'abord toute votre maison. Diable ! vous avez là une salle qui ferait honneur à tout le monde : une belle armoire cirée, des chaises de merisier, et la petite table sur laquelle Claude tient ses comptes, bravo! sans oublier les deux planches de sapin qui servent de bibliothèque.

CLAUDE. — Les livres de la *bibliothèque communale* font du tort à ceux-là, Monsieur, et vous nous avez pourvus avec tout ce que vous avez donné dans la maison d'école, où le maître tient la bibliothèque. Cependant il n'empêche pas que de temps à autre on aime à acheter un volume pour soi, par-ci par-là. Quand je vais à la ville, j'en rapporte quelqu'un de la Bibliothèque utile, à soixante centimes. On se monte tout doucement.

LE DOCTEUR. — C'est une excellente publication, dans laquelle vous puiserez de très-sûres notions. Je vous engage à continuer un si sage emploi de vos économies.

ROSALIE. — Ses économies! il se plaint assez qu'il s'est ruiné avec sa bâtisse! Dites-lui donc, Monsieur, que cet argent-là ne sera pas perdu! Dieu sait comme il regrette son étage avec ses trois fenêtres, rapport à l'impôt des portes et fenêtres.

CLAUDE. — Tu sais aussi bien que moi qu'on aurait pu coucher en bas, dans la salle ; Monsieur voit qu'elle est saine et grande, ainsi les lits auraient pu s'y loger à l'aise. Mais ce qui est fait est fait; il n'y a pas à y revenir.

LE DOCTEUR. — N'en ayez nul regret, mon cher ami, et félicitez-vous plutôt sur tous les points. Vos chambres sont bien mieux situées à l'étage, car au moment des grandes crues la rivière doit apporter beaucoup d'humidité dans votre rez-de-chaussée. Dernièrement, vous en avez fait l'expérience à vos dépens !

CLAUDE. — C'est-à-dire que tous les autres ont eu de l'eau chez eux plus ou moins; tandis que moi avec mes trois marches, je suis resté à sec.

LE DOCTEUR. — Une rivière est un excellent voisinage jusqu'au jour où elle se met en colère, parce qu'alors elle noie tout. L'eau, comme toutes les forces de la nature, ne nous rend des services qu'autant que nous savons l'utiliser. Les hommes ne peuvent vivre sans feu, mais gare à l'incendie; ils ne peuvent non plus vivre sans eau, — gare à l'inondation ! il faut savoir s'en préserver.

CLAUDE. — Sans doute, car c'est une terrible misère. Tout a été ravagé dans bien des places : les regains emportés, les bois, les chars et jusqu'à des maisons !

LE DOCTEUR. — Eh bien ! voilà l'occasion d'apprécier un logement sec, salubre, où vous pouvez dormir au premier, cet hiver, sans craindre les rhumatismes et les pleurésies. Plaignez-vous ! Ce n'est pas cette année qu'il vous est permis de le faire.

Claude. — Vous avez raison tout de même, et je ne me fâche que pour l'impôt qui est si lourd. Si tant seulement on avait mieux pris ses mesures, on évitait de percer un jour sur la chambre du nord, ce qui nous sauvait une fenêtre. On dort aussi bien dans une chambre noire; évidemment on n'a pas besoin de voir clair pour dormir.

Le Docteur. — C'est là qu'est votre erreur, mon bon Claude ; on ne dort pas aussi bien dans une chambre privée d'air. Or, l'air qui pénètre d'une chambre dans une autre par la porte de communication est loin d'être aussi *pur* que celui qui entre par la fenêtre; c'est pourquoi chaque chambre où l'on couche doit avoir au moins *une* fenêtre.

Claude. — Ah ! vraiment; voilà qui m'étonne.

Le Docteur. — Claude, si au moment où Rosalie verse la soupe dans vos assiettes, je venais vous crier : « Arrêtez! mes amis, une femme est entrée chez vous tout à l'heure, qui a jeté une poignée d'arsenic dans la marmite : *je l'ai vue*, ne mangez donc pas ! » continueriez-vous à porter la cuiller à votre bouche en me répondant : « Ah ! vraiment? »

Rosalie. — Oh ! pour manger de cette soupe-là, il faudrait être fou, car elle serait empoisonnée.

Le Docteur. — C'est juste ; et pour dormir dans l'air d'une chambre *non ventilée*, il faut être fou, car il est empoisonné [1].

Rosalie. — Mais ce qui empoisonne, c'est ce qu'on mange !

Le Docteur. — C'est aussi ce qu'on respire, ma fille. Le corps contracte des maladies mortelles non-seulement par les aliments dont il se nourrit, mais aussi par l'air qu'il absorbe. Les gens sages, les gens qui ne sont pas fous, évitent ces maladies en ne mangeant que des substances saines et en se plaçant au milieu d'un air qu'on peut respirer sans danger. Quand on respire avec persistance de l'air mauvais, on devient malade ; il est même des circonstances où l'air est si mauvais, si *impur*, qu'on meurt à l'instant *asphyxié* [2].

Claude. — Oui ! mais quand on est asphyxié par le charbon, comme ceux qui se font périr

---

1. Si la proportion de gaz *oxyde de carbone* (qui est formé par la combinaison du carbone avec l'oxygène) devient considérable dans une chambre hermétiquement fermée, l'asphyxie produit la mort.

(Chimie de Regnault.)

2. Non-seulement *l'oxyde de carbone* ne peut pas entretenir la respiration des animaux, mais il agit comme un véritable poison : un animal périt si on le laisse séjourner pendant quelque temps dans de l'air qui renferme quelques centièmes de gaz *oxyde de carbone*.

(Id.)

exprès, on n'est pas pour cela empoisonné, Monsieur! on a respiré du charbon, voilà tout.

Le Docteur. — Au contraire; on est parfaitement empoisonné par la vapeur du charbon! Les médecins, qui font métier d'aller regarder dans le corps humain ce qui s'y passe, ont appris ce qu'il y a dans le poumon, ce qu'il y a dans l'estomac. La présence de l'arsenic dans l'estomac détruit cet organe; et de même la présence de l'*acide carbonique* dans le poumon tue son homme bel et bien.

Claude. — Je vous crois, Monsieur, car c'est affaire à vous de connaître tout cela. Pourtant la nuisance d'un fourneau de charbon ne peut se retrouver pour corrompre l'air dans une chambre close, où l'on ne fait jamais de feu?

Le Docteur. — Ah! mon garçon, c'est là une des plus belles malices du Père éternel que nous ne pouvons nous lasser d'admirer! Pour toutes sortes de motifs, et notamment pour qu'ils aient chaud sur la terre, les animaux ont été pourvus d'un foyer toujours allumé au dedans d'eux-mêmes, et ils brûlent positivement du charbon dans leurs poumons. C'est cela qui les chauffe, mais c'est aussi cela qui corrompt l'air autour d'eux. Les animaux [1] (et l'homme

---

1. Les animaux sont le siége d'une multitude de phénomènes chimiques. Ils absorbent continuellement de l'oxygène; ils consom-

tout le premier), ne peuvent respirer sans changer la qualité de l'air dans lequel ils vivent : ils le gâtent.

CLAUDE. — Fort bien, fort bien, je commence à comprendre. Une chambre close, une chambre sans fenêtre, devient malsaine quand elle est habitée, n'est-ce pas ?

ROSALIE. — Comment, Monsieur, le charbon nous sort du corps en fumée chaque fois que nous respirons comme il sort d'un réchaud ? Et alors on peut être empoisonné par *soi-même*, sans s'en douter, si on reste enfermé ?

LE DOCTEUR. — Précisément. Si on reste dans une pièce dont l'air n'est point renouvelé, une pièce qui n'est *jamais ventilée*, on y devient malade très-vite et on y meurt ! Comme on respire environ 20 fois par minute, ce qui fait 1,200 fois par heure, on a bientôt épuisé la quantité d'air pur qui est contenue dans la chambre ; on en vient à respirer *plusieurs fois* le même air qui est sorti de nos poumons chargé d'*acide carbonique* et qui à chaque fois se gâte un peu plus. C'est comme cela qu'on s'empoisonne, ce qui va même très-vite. Pour éviter ce tour-là, il faut ouvrir

ment des aliments. — Et d'autre part ils rejettent au dehors de l'acide carbonique.

Dr BERTHELOT,

Moniteur scientifique, 15 février 1866.

les fenêtres et prier l'air pur de se donner la peine d'entrer.

Rosalie. — Dis donc, Claude, tu as bien fait d'avoir des fenêtres partout ; il ne faut pas t'en repentir, mais en être content.

Claude. — Sait-on quel temps suffit pour mourir ainsi empoisonné dans une chambre toute close ?

Le Docteur. — En vingt-quatre heures, un homme qui s'enfermerait *hermétiquement* dans un espace de sept pieds carrés, y mourrait empoisonné par sa propre respiration. Ceci vous démontre la nécessité de chasser de vos maisons l'air impur qui sort de vous. Et je pense que, par la même occasion, vous allez comprendre qu'il est nuisible d'introduire l'air impur du dehors, et que vous ne ferez plus de façons pour éloigner de vous le trou à fumier.

Rosalie. — Ah ! nous l'avons creusé au bout du jardin, ce qui a bien fait rire nos voisins, qui l'ont tous devant leur porte, entassé de plus d'un mètre au-dessus de terre !

Le Docteur. — Laissez-les rire, ils y viendront à leur tour. Si je vous recommande d'ouvrir la fenêtre, c'est pour faire entrer de l'air *pur*, et non l'air qui sort du tas de fumier. Les gens de Paris qui vivent au fond de petites cours où l'on voit à peine clair, en sont réduits souvent à fermer leurs fenêtres pour se préserver des mauvaises odeurs qui montent d'en bas ; mais à la campagne ! en face du travail splendide de la nature, il est impardonnable de ne pas humer à pleins poumons l'air de Dieu, l'air du ciel, et de ne point prendre chacun sa part du grand repas servi à tous les êtres de la création.

Rosalie. — Le fait est que ceux qui se logent si fort à l'étroit dans les villes doivent souffrir et se trouver tristes ! Au bas des maisons si hautes, c'est à peine si on voit le soleil ; même aux étages du haut on ne le voit guère. Les pauvres petits enfants qu'on élève par là ont sans doute maigre mine !

Le Docteur. — Je vous assure, ma bonne fille, qu'ils ne sont pas rouges comme votre gaillard de fils ! Voilà son berceau, très-bien, dans la chambre du sud — un berceau propre, frais, qui sent le linge blanc. Personne plus que l'enfant n'a besoin de lumière et de soleil. Mais où est-il donc que je l'embrasse ?

Rosalie. — Il est avec sa tante ; Marie me l'a emporté parce qu'aujourd'hui je chauffais le four, et ce n'est pas commode d'avoir un marmot dans ses jambes. On a peur qu'il n'attrape un coup.

Le Docteur. — Ah ! c'est prudent cela, votre

chambre à four est plus loin que l'étable ! Vous avez bien fait de ne pas vous exposer à brûler un beau jour. Allez-y faire un tour, Rosalie, je ne vous retiens pas.

Rosalie. — Mon pain est au four, ainsi nous avons le temps. Vous n'avez pas encore visité le plus beau, c'est la chambre où Claude tient ses outils, son établi pour menuiser !

Le Docteur. — Vous êtes adroit, mon ami, et vous pouvez faire bien des choses vous-même, qui vous coûtent très-bon marché.

Claude. — C'est avec Jacques, Monsieur ; il m'aide. Nous voulons treillager le devant de nos maisons pour faire grimper une vigne et des rosiers. Le raisin est toujours bon, et les fleurs aussi. Ça nous amuse ; nous préparons nos lattes en hiver.

Le Docteur. — Par tous ces soins-là vous aurez une habitation charmante, saine et même fort élégante. Il serait à désirer que tout le monde comprît la propreté comme Rosalie, avec son plancher si bien lavé — on s'en porterait mieux.

Rosalie. — Si les gens qui se tiennent sales savaient comme on a tôt fait d'être propre, ils ne voudraient jamais s'en priver ! le tout est de s'y mettre. Dans le temps passé, je n'usais guère de balai ni de savon. Sans vous, Monsieur, je serais encore une grosse sans soin.

Le Docteur. — Non, ce n'est pas moi qui vous ai enseignée, ma chère amie, c'est vous-même. Vous avez compris qu'on n'aime bien ses enfants qu'en s'occupant de leur bien-être, et que Dieu en vous les donnant vous a chargée de leur vie. Vous ne négligerez pas plus la petite âme que le petit corps, je l'espère bien, et le temps venu, le bonhomme ira à l'école. Il fallait d'abord le faire solide; rien ne lui a manqué jusqu'ici : « bon souper, bon gîte... le reste » viendra plus tard; et nous aurons un homme capable de travailler!... Adieu.

CHAPITRE X

LA CHAMBRE D'UN MALADE

Le Docteur. — L'essentiel est de ne pas perdre la tête. En conservant votre présence d'esprit, vous pourrez veiller à tout et sortir de cette position cruelle : du reste, vous ne devez rien craindre pour la vie de votre mari, ma chère Rosalie; car, je vous l'affirme, les accidents à redouter ont disparu. En général, au huitième jour d'une fracture simple de la jambe on est sûr du succès.

Rosalie. — Mais, mon bon Monsieur, sans vous, qu'est-ce que je serais devenue? un malheur pareil! une chute de sa voiture, comme il déchargeait sa dernière charrette de gravier pour sabler notre cour! au moment où tout était fini! peut-on avoir une chance plus dure que celle-là?

LE DOCTEUR. — Vous avez eu beaucoup de courage, ma pauvre fille, vous en aurez encore. Vous m'avez fait prévenir de suite ; nous n'avons pas perdu de temps pour réduire la fracture, ce qui est toujours très-heureux pour le malade. Certes on regrette de se servir de sa chambre neuve pour un aussi triste motif ; mais comme il y est bien, il guérira plus sûrement, plus vite, au soleil, au bon air !

ROSALIE. — Je vous attends aujourd'hui, Monsieur, pour me tirer d'ennui. Claude ne veut plus manger ; a-t-on idée de cela ! Je suis tout en peine et ne sais qu'y faire...

LE DOCTEUR. — Oh ! oh ! Ce n'est cependant pas le défaut de faire une diète exagérée, au village ! Quand je l'aurai remonté, il mangera. C'est un moment de découragement bien naturel. Claude est au lit pour la première fois de sa vie, je gage, et l'immobilité à laquelle je le condamne lui est tout à fait insupportable. Il faut le distraire, lui tenir compagnie sans le fatiguer. Il a eu de la fièvre au début, ce qui devait être, et il est resté fort irritable, car c'est une grosse affaire, une jambe cassée ! Il se fait alors un grand travail de réparation auquel nous assistons sans y pouvoir rien ; tout notre talent consiste à ne pas entraver la nature.

Rosalie. — A vous entendre on pourrait bien se passer de vous, Seigneur ! tandis que vous faites tout, vous pensez à tout. On devient habile rien qu'à vous regarder faire.

Le Docteur. — Croyez-moi, la garde est presque aussi utile que le médecin et rend d'immenses services si elle met son intelligence d'accord avec son dévouement. Une foule de misères peuvent être évitées au malade avec adresse, avec douceur, par la personne qui le soigne. Je suis très-content de vous, ma fille ; car vous êtes attentive, je m'en aperçois, et vous profitez de tout ce que je dis à Claude. Montons près de lui.

Rosalie. — Toutes les histoires que vous lui contez pour le faire tenir tranquille sont si belles, qu'il faudrait être une fameuse bête pour ne pas écouter !

Le Docteur. — Bonjour, mon brave garçon ; je n'avais pas l'intention de venir vous voir ce matin, tant vous alliez bien hier ; mais en passant, j'ai cédé à la tentation. Et vous, que dites-vous de bon ?

Claude. — Ah ! Monsieur, je suis là, sur mon dos, à trouver le temps long et à me repentir d'avoir été si maladroit ! Me casser la jambe en tombant ainsi du brancard à terre ! Je ne me le pardonnerai jamais !

Le Docteur. — C'est un porte-à-faux; mais je trouve qu'il y a lieu de vous complimenter, car vous avez une fracture simple qui sera facile à consolider. Vous savez que nous avons deux os dans la jambe; vous auriez pu vous les casser tous les deux. Eh bien, vous n'en avez cassé qu'*un*, et encore est-ce le plus petit, le *péroné!* Avec une fracture des deux os, vous auriez eu bien plus de peine à guérir !

Claude. — Vous me consolez de votre mieux, et toujours ne me dites-vous pas le fin mot! Si je devais rester boiteux, par exemple, vous seriez assez gentil pour me le cacher.

Le Docteur. — Mon cher ami, soyez absolument rassuré. Votre jambe sera en tout semblable à l'autre : elle ne perdra rien de sa longueur. Vous vous êtes brisé un os, et dame Nature qui est là aux aguets pour vous faire vivre en bloc et en détail, s'empresse de le raccommoder. Notre rôle à nous, est de veiller sur la reconstruction, afin qu'elle s'opère dans de bonnes conditions; mais, comme je vous le disais, un seul os ayant été rompu, vous n'avez nullement à craindre un raccourcissement de la jambe.

Claude. — Pourriez-vous m'expliquer, Monsieur, par quel moyen les deux moitiés d'os se ressoudent comme cela, bout à bout? Qui est-ce qui pratique cette réparation sous la peau ?

Le Docteur. — Autant me demander, Claude, qui est-ce qui envoie les bourgeons aux pommiers et aux saules, quand avril a ramené le soleil ! Je ne le sais pas, et personne ne le sait ni ne le saura. Votre maître et le mien est le seul auteur de toute vie, chez les animaux, chez les végétaux. Ses lois composent l'harmonie universelle dans les soleils comme dans les brins d'herbe ; notre devoir est de les étudier assez pour ne pas les méconnaître, sans prétendre en pénétrer la cause. Votre os se raccommode parce que les lois de votre organisation procurent une substance nouvelle capable de réparer une fracture chaque fois qu'elle se déclare. Les corps organiques se réparent d'eux-mêmes : là se borne ce que je puis vous apprendre. Le célèbre docteur Ambroise Paré avait raison quand il disait de son blessé, il y a bien longtemps : « Je le pansay, Dieu le guarit. »

Claude. — C'est pourquoi vous nous répétez que les *lois de la vie* doivent être observées si l'on veut se tenir en santé ! C'est étonnant comme ces idées-là me reviennent depuis que je suis invalide. Je n'ai jamais tant songé à courir qu'à présent. Je sens mes labours qui sont en retard ! et je voudrais y être.

ROSALIE. — Puisque Jacques s'en charge, ne te tourmente donc pas ! Le voilà juste qui va t'en donner nouvelle !

JACQUES. — Ah ! Monsieur, que faites-vous de ce révolté qui voudrait prendre sa course ! Il faut convenir qu'on n'est jamais content ; il réclame la clef des champs, et nous qui l'avons nous souhaitons le coin du feu.

LE DOCTEUR. — Venez, mon bon Jacques, vous reposer avec nous. Rosalie nous mettra une bonne bourrée dans la cheminée et en même temps nous ouvrira la fenêtre. La chambre réclame d'être *ventilée* pour un homme au lit *plus* que pour tout autre ; il ne peut se fortifier par l'exercice à l'air libre ; donc il faut que l'air nouveau entre par la fenêtre et vienne le rafraîchir. Cela est de toute nécessité si on ne veut pas condamner le malade à respirer sa propre fièvre.

JACQUES. — Est-ce qu'une jambe cassée est une maladie à présent, Monsieur ? Est-ce que vous mettez votre homme à la diète pour une fracture ?

LE DOCTEUR. — Je m'en garde bien ! Avec quoi son os se refera-t-il si le sang qui travaille à la *nutrition des organes* ne leur porte que de l'eau sucrée ? J'ai vu dans la cuisine une grosse marmite où je compte bien que Rosalie fait son bouillon; Claude en avalera une bonne tasse et il mangera une bécasse rôtie à son dîner.

CLAUDE. — Comment, Monsieur, vous avez chassé pour moi?

LE DOCTEUR. — Puisque je vous soigne, je suis bien obligé de vous donner ce qui vous convient. Si vous aviez la dyssenterie, je vous tiendrais au blanc d'œuf battu avec du sucre en poudre; mais dans votre situation actuelle il est urgent de ne pas laisser l'estomac à vide. J'espère que vous avez faim!

CLAUDE. — J'ai appétit, et encore cela ne me dit pas de manger. D'ailleurs, c'est tout juste : « Qui ne travaille pas ne mange pas. » Quand on est étendu à rien faire, on ne saurait avoir goût à la nourriture.

LE DOCTEUR. — Je ne nie pas, mon garçon, qu'il vous est interdit de vous livrer à aucune occupation, ce qui est un grand ennui. Cependant vous auriez tort de croire que rien ne travaille en vous; votre sang, par exemple, est fort actif. Il chemine invariablement par vos veines et vos artères, il parcourt votre corps tout entier comme à l'ordinaire et il a fort à faire dans la pauvre jambe dont il se charge, à lui seul, de réparer le dommage. Je vous disais tout à l'heure que je ne savais pas ce qui raccommode une fracture ; votre jambe se raccommode *toute seule* à l'aide du sang qui y circule. Vous sentez que votre devoir est de fournir à ce sang les aliments nécessaires à sa composition. C'est lui qui travaille, c'est lui qui doit manger.

CLAUDE. — Mais si je me fais trop de sang, aussi !

LE DOCTEUR. — C'est la qualité du sang qui importe plutôt que la quantité. Les aliments, quand ils ont été broyés par les dents, s'en vont subir dans l'estomac l'action d'un principe chimique qu'on appelle le *suc gastrique*. Ils y sont réduits en une pâte grise nommée le *chyme*, et plus loin absorbés par de petits vaisseaux qui distribuent partout cette nourriture liquide. A chaque nouveau repas, nous maintenons l'activité du sang, et nous rétablissons sa qualité. Les aliments sont d'absolue nécessité à Claude, qui a besoin que son sang circule vite et bien.

JACQUES. — Comment se fait-il, Monsieur, que tant et tant de fois vous nous avez mis à la diète les uns et les autres? A la prochaine occasion, je crierai la faim mieux que toi, Claude !

LE DOCTEUR. — Si vous aviez le tube digestif malade, mon cher Jacques, il vous faudrait bien observer la diète, par la raison toute simple que ce n'est pas ce qu'on mange qui *nourrit*, mais ce qu'on *digère !* Un organe malade se refusant au travail de la digestion, il ne faut pas charger l'estomac de substances inutiles qui deviendraient nuisibles. On voit des gens malades rester cinq ou six semaines en vie sans absorber autre chose que quelques gouttes d'eau, tandis qu'un homme bien portant meurt en peu de jours s'il n'a rien à manger ni à boire ; de l'eau, de l'eau pure, le soutiendrait longtemps encore.

Claude. — On peut ainsi savoir à peu près ce que fait le sang pour remettre les os en état ? C'est cela qui est curieux !

Le Docteur. — Surtout pour vous, n'est-ce pas, mon brave Claude ! Voyons, comme nous ne craignons pas de vous faire mal à la tête, nous pouvons prolonger la conversation sans nous gêner. Et puisque vous y tenez, vous saurez ce que votre sang contient. Je me garderai de vous débiter une foule de noms ; je ne vous parlerai que du *phosphate de chaux* et de la *gélatine*, qui sont les substances principales avec lesquelles le sang alimente et répare incessamment tous les os du corps. Arrive-t-il un accident ? Un os vient-il à se briser ? Il est plus utile que jamais de ne point ralentir le travail habituel et réparateur du sang, qui vient là comme un maçon pour relever un mur écroulé. Si vous lui refusez les *aliments de nutrition*, c'est-à-dire de bonne soupe, un peu de viande, du lait, des œufs..., comment voulez-vous, tout bon ouvrier qu'il est, qu'il construise sa soudure? Pas plus que le maçon, le sang ne travaille sans pierres ni mortier. Comprenez-vous maintenant qu'il faille manger?

JACQUES. — Je comprends tout cela et je m'en étonne. Je suis très-disposé à croire à la science; cependant vous m'avouerez, Monsieur, qu'il est merveilleux qu'on puisse aller regarder dans le corps comme dans une montre! Vous avez beau faire avec tous vos scalpels, vous ne voyez le dedans qu'après la mort. Vous vous dites : « Telle chose a dû se passer comme cela; » mais, mon Dieu! vous n'en êtes pas sûr! car, à la fin, vous n'êtes pas sorciers!

LE DOCTEUR. — Croyez-moi, Jacques, on *prouve* les vérités qu'on avance. Pour la formation des os, on a pris sur le fait le mystère de leur nutrition par le sang. — Vous savez que nos soldats portent des pantalons rouges, dont la couleur s'obtient par un procédé de teinture, au moyen de la racine d'une plante qu'on nomme la *garance ?*

CLAUDE. — Cela ne se cultive pas dans nos pays; je n'en ai jamais vu...

LE DOCTEUR. — Non; il y faut des terrains tout spéciaux. La garance se cultive dans le Midi; il y en a beaucoup aux environs d'Avignon.

J'ai passé par là plusieurs années et j'y déjeunais souvent, de bon appétit, d'une côtelette de mouton. Devinez ce que je trouvais dans les côtes d'un animal qui avait arpenté, avec son troupeau, la plaine de Carpentras à Avignon, en broutant à droite et à gauche dans les champs de garance?

Jacques. — On laisse paître le troupeau en pleine récolte? Voilà un drôle de pays!

Le Docteur. — Dites plutôt: voilà une culture fort différente de la nôtre. La garance reste en terre trois et même quatre ans, contrairement à nos betteraves. Pendant ce temps, les feuilles qui poussent sont abandonnées aux moutons; et, sans que les bonnes bêtes s'en doutent, leur repas quotidien s'inscrit en encre rouge dans leurs os; on les mène à l'abattoir, le boucher les livre à la cuisine et nous constatons, comme sur un passe-port, la trace que le sang a parcourue et le travail qu'il a construit.

Jacques. — C'est vrai que vous avez mangé des moutons aux os rouges? Oh! bien, Monsieur, voilà une pièce à conviction, comme on dit dans les procès!

Le Docteur. — On en voit bien d'autres par les observations de l'anatomie! Ces messieurs ne se trompent pas sur l'âge du *sujet* (c'est le mot consacré) en étudiant ses os; car il y a une différence immense de solidité dans la charpente osseuse, selon les époques de la vie.

Rosalie. — Les petits enfants sont plus délicats, n'est-il pas vrai ? Les accidents sont plus mauvais pour eux ? plus dangereux ?

Le Docteur. — Point du tout, ma bonne ; votre fils aurait bien plus de peine à se casser la jambe que n'en a eu Claude, et guérirait en très-peu de temps. Chez les êtres tout jeunes les os sont encore élastiques, parce qu'ils contiennent beaucoup de cette substance molle qu'on nomme la *gélatine* et qui se retrouve dans la gelée de viande. C'est petit à petit que ces os-là reçoivent du sang, ce qui les convertit en *pierre*.

Jacques. — Mais si les os d'une personne plus vieille sont plus durs que dans l'enfance, comment se fait-il qu'ils cassent plus vite ?

Le Docteur. — Parce qu'ils ont perdu leur flexibilité, leur souplesse. La mère Toinon, par exemple, a tant de phosphate de chaux dans les os, que le moindre choc pourrait les lui briser ; et le travail de réparation serait si lent, si difficile, qu'elle pourrait même ne pas guérir.

Claude. — Pour moi, Monsieur, dans deux mois je serai sur mes jambes, vous me l'avez promis ?

Le Docteur. — Six semaines, pas plus. Vous n'irez pas danser en sortant de votre lit, cela est certain ; mais vous rentrerez tout doucement en possession de votre liberté. Il y faudra de la prudence. Vous ferez usage de béquilles pendant quelques semaines ; au printemps vous aurez oublié votre fracture !

Rosalie. — Tu vois qu'avec un peu de patience tu ne seras pas plus infirme qu'avant !

Le Docteur. — Votre guérison sera radicale, mon cher Claude, surtout avec les précautions que Rosalie saura prendre. Elle est votre garde et surveille tout... Je m'en rapporte à son intelligence. La propreté la plus rigoureuse doit être maintenue autour d'un pauvre diable qui n'a plus l'usage de ses mouvements. Ne pouvant changer les draps de son lit, il faut au moins lui changer très-souvent son linge de corps ; éloigner de lui tout ce qui peut corrompre l'air qu'il respire ; ouvrir la fenêtre en faisant bon feu ; car je recommande de *ventiler*, non de *refroidir*. Les fenêtres sont faites pour *s'ouvrir*, les portes pour *se fermer* [1], voilà une vérité qu'on admet avec peine ! Les chaises, la table, les murailles même (qui fort heureusement, sont passées au lait de chaux), tout doit être débarrassé de la poussière en conscience. Il est utile en santé de tenir sa maison propre, et cela devient *indispensable* quand on a un malade.

1. Miss Nightingale. *Notes on nursing.*

Rosalie. — Et vous pensez qu'à force de soins on pourrait éviter mille et mille maladies ? Ah ! si c'était vrai ! Cependant, ce que la destinée nous amène, rien au monde ne saurait le prévoir !

Le Docteur. — Cette croyance fâcheuse doit disparaître de vos esprits, mes enfants. Au lieu d'accepter comme une « dispensation de la Providence » toute maladie qui vous frappe, vous devez chercher à vous en garantir par la prévoyance de votre conduite. La sagesse infinie, qui est l'infinie bonté, a établi des lois immuables, des lois qui ne changent point. Il dépend de nous de les connaître et de les respecter. En cela consiste notre responsabilité : nous sommes libres d'apprendre et partant responsables de nos actes. Dieu ne va pas intervertir ses lois pour dégager notre responsabilité [1] !

Jacques. — Il y en a qui trouvent plus commode de se répéter sans cesse : « Il faut souffrir ce qu'on ne peut empêcher ! » — Ce n'est pas mon avis, en général ; mais pour ce garçon-là, il faut bien qu'il se résigne, Monsieur, car s'il remuait, il n'en guérirait pas plus vite !

Le Docteur. — Sa résignation n'est que du bon sens. Il *sait* maintenant ce qui exige sa parfaite immobilité : qu'il dérange sa jambe, et

1. Miss Nightingale.

la bonne ·Nature la lui remettra de travers ;
il sera boiteux ; dans ce cas-là, cela le regarde !
ce dont je n'ai pas peur ; Claude est bien trop
directement intéressé à l'œuvre de sa guérison
pour ne pas s'y prêter ! Puis Rosalie est chargée
de le mettre à la raison ! En se tenant tranquille,
en mangeant *bien*, il aura *mérité* de reprendre
l'usage de ses pieds.

Aide-toi, le Ciel t'aidera !

C'est toujours notre refrain. Surtout ayons
patience ! Les choses durables s'accomplissent
lentement. — A demain !

CHAPITRE XI

S'ÉVEILLER ET DORMIR

CLAUDE. — Oui, Monsieur, elle me fait la lecture comme cela une heure ou deux, pour m'aider à passer la journée quand vous n'êtes pas là !

LE DOCTEUR. — Voilà une excellente idée ; mais je ne croyais pas que Rosalie aurait trouvé moyen d'ajouter cette occupation à tant d'autres que lui nécessite son malade. Et n'est-ce point peine perdue de votre part, ma fille ? Ce pauvre diable vous écoute-t-il bien attentivement ?

ROSALIE. — D'abord, Monsieur, je m'applique et je tâche de lire mieux que nous ne lisions à l'école, de mon temps. Ensuite je choisis l'heure qu'il est reposé, après son somme de midi : alors il trouve tout bien plus beau !

CLAUDE. — Ce qui me fâche, c'est de dormir

sans avoir pris la moindre fatigue : c'est honteux. Mais vous m'avez tant répété : le *travail du sang* qui se fait partout... Si je dors, je repose aussi tout à la fois, ma jambe et le reste : c'est justice. Sans compter que, les yeux fermés, on ne sait plus qu'on a une jambe cassée... on se console !

Le Docteur. — A votre aise, mon ami, dormez tant que vous voudrez ! Vous avez carte blanche en fait de sommeil, car la promenade de votre sang à travers vos veines se continue la nuit comme le jour, et n'attend ni votre réveil, ni votre volonté pour accomplir la besogne de réparation qui vous maintient en vie. Avouez que l'agitation incessante de vos organes vous laisse bien tranquille et se passe de votre permission pour aller son train ; avouez même, Claude, que sans la réclusion forcée à laquelle vous réduit votre accident, vous n'auriez peut-être jamais songé à tout cela ?

Claude. — Ah ! vous pouvez en être sûr, Monsieur ! jamais de ma vie je n'ai pensé à mon cœur, au sang de mon corps, et à la marche qui se suit toujours, telle qu'une horloge bien montée !

Le Docteur. — Vous êtes-vous quelquefois demandé, par exemple, ce qu'est le sommeil, et pourquoi vous vous éveillez nécessairement après avoir dormi un certain nombre d'heures?

ROSALIE. Au matin, il faut s'éveiller, que cela plaise ou non, Monsieur; quand le ciel brille, quand toutes les bêtes font leur vacarme! — la lumière et le bruit, voilà deux motifs pour ne plus rester au lit.

LE DOCTEUR. — Pas tout à fait, ma chère fille, quoiqu'il y ait du vrai dans ce que vous dites. Cherchez encore et vous trouverez.

CLAUDE. — La première raison du sommeil, à mon sens, c'est la fatigue! Un homme qui a fait une rude journée dort plus fort et plus long-temps, c'est tout simple. Il faut le secouer pour le ravoir.

LE DOCTEUR. — Sans doute, et pourtant, le plus fatigué de tous les chasseurs finira par s'é-veiller de lui-même, quand il aura pris un bon repos; il s'éveillera sans bruit, sans soleil, fût-il seul au fond d'un bois sombre. L'amie fidèle d'où dépend sa santé se chargera de le rappeler à l'exercice de *toutes* ses facultés en lui envoyant une bonne crampe d'estomac.

ROSALIE. — Hé! la faim donc! je n'y pensais pas. C'est certain, mon garçon crie la faim dès en ouvrant les yeux : « Maman, ma soupe. » Il est si pressé, le pauvre petit! Les mères qui n'ont point de pain doivent bien souffrir d'entendre ainsi crier leur enfant!

LE DOCTEUR. — Néanmoins la faim est une amie, ma bonne Rose, puisqu'elle stimule l'homme au travail dans son intérêt et dans celui de sa famille (et, vous le savez, qui dit famille, dit société) ; — puisqu'elle le rappelle au sentiment de sa conservation et à l'importance de ses actes. Et je n'ai pas à vous expliquer, Claude, pourquoi tous les animaux éprouvent la faim, bien qu'ils aient mangé la veille ?

CLAUDE. — Quand on a l'estomac creux, c'est que le souper est loin, je pense ! Pour les bêtes, pour les gens, c'est à peu près la même répétition.

LE DOCTEUR. — C'est-à-dire du plus au moins, car il y a de fameuses différences de capacité suivant les espèces ! L'estomac d'un homme est une outre de la contenance d'environ trois litres [1], qui se dilate et se contracte alternativement. L'appétit, en se faisant vivement sentir, indique que les aliments précédemment absorbés ont été digérés, que l'estomac s'est vidé, rétréci, et qu'il attend de nouveaux matériaux pour pourvoir aux besoins du corps. Le proverbe : « Qui dort, dîne, » est assez juste, sans en avoir l'air, car tout en dormant, un homme digère et se répare de la tête aux pieds. Mais, la digestion une fois accomplie, il est forcé par la nature de s'éveiller et de chercher sa nourriture. Donc

1. Mrs. Ch. Bray. Physiologie des Écoles, p. 32.

la faim est une des principales causes du réveil.

CLAUDE. — Comment, Monsieur, vous ne pouvez pas nous dire que sans la faim on ne s'arrêterait pas de dormir ? Cela n'est pas possible !

LE DOCTEUR. — Je dis : pour vivre, il faut successivement *s'éveiller* et *dormir* comme il faut *respirer* et *manger* : cela compose la vie. On étudie ces grandes fonctions-là, et on les respecte, — quand on forme le projet de se bien porter.

ROSALIE. — Seigneur mon Dieu ! y a-t-il des gens assez fous pour former le projet de se mal porter ?

LE DOCTEUR. — Non, sans doute, ma chère ; seulement, le nombre des insouciants et des ignorants est grand, et tous, en quelque sorte, nous ignorons ce qui nous est utile ou nuisible. Si nous le savions, si nous étions résolus à l'apprendre, les maladies n'auraient pas tant de prise sur nos frêles individus.

CLAUDE. — Les besoins du corps ne sauraient être les mêmes pour tous, cependant. Il y en a qui ont bien plus fort appétit les uns que les autres, et quelques-uns vous disent qu'il leur faut de la boisson de vin, tandis que bien d'autres boivent de l'eau, — ainsi de suite !

LE DOCTEUR. — Affaire d'habitudes et d'éducation ! Au fond, nos constitutions sont identiques, c'est-à-dire semblables ; et lorsqu'un homme riche s'endort après un repas de mets fins et chers, il subit, pendant son sommeil, la même opération intérieure que le pauvre bûcheron qui a soupé avec du fromage et du pain bis. L'estomac de ces deux hommes en digérant leur fait du sang par le même procédé, et ce sang est de la même couleur chez l'un et chez l'autre.

Rosalie. — Monsieur ! j'entends bien votre idée : — le sang ne s'arrête pas : c'est lui qui rétablit petit à petit la jambe à mon pauvre Claude, et pour ne pas perdre de temps, il travaille la nuit comme le jour. — Ce qui m'étonne seulement, c'est votre assurance à connaître son mouvement, et je pense comme Jacques, enfin... vous ne pouvez pas y voir !

Le Docteur. — C'est là qu'est votre erreur ! Les médecins, pour observer, se servent de leurs oreilles autant que de leurs yeux, et sans vous en douter, vous faites de même, vous, Rosalie. Quand votre garçon dort et que vous posez votre joue contre sa petite poitrine, qu'entendez-vous ?

Rosalie. Son cœur, donc ! son petit cœur qui bat ; oh ! je l'écoute souvent quand je le tiens sur le mien !

Le Docteur. — Bon ! vous écoutez le cœur du bonhomme qui bat avec une régularité parfaite ; vous écoutez le petit souffle tranquille qu'il fait entendre toute la nuit à côté de vous, — et vous vous dites : il dort, il se porte bien ! — C'est vrai ; mais *tout* ne dort pas en lui : de certains organes sont au repos : d'autres continuent leur éternel service. Le cœur et le poumon ne peuvent s'arrêter sous peine de mort ! Si votre enfant restait caché sous la couverture, il cesserait de respirer, et en même temps de vivre ! Voilà des choses que vous savez aussi bien que moi.

Rosalie. — Cela s'est vu, pourtant, des petits qui meurent étouffés pendant qu'ils dorment !

Le Docteur. — Trop souvent cela arrive, et par la négligence des mères. Mais n'ayez aucune inquiétude; votre bambin, ma fille, a passé l'âge de ce danger-là ; il saurait bien faire un effort pour se dégager et reprendre sa respiration, je vous en réponds ! La force musculaire, qui l'a abandonné quand il s'est endormi, se réveillerait bien vite pour le faire sauter en bas du lit en criant comme un brûlé ! Ce sont les enfants au maillot qui peuvent mourir dans le bras même de leur mère, s'ils ont la bouche et le nez enfermés sous les draps lourds. Ah ! pour ceux-là, il faut une attention continuelle ! Il est parfaitement défendu de les coucher avec soi, au moins ! !...

Claude. — Voilà ! on sait bien qu'alors un

enfant mourrait étouffé comme si on lui mettait la main sur la bouche ; mais d'où vient que du coup son cœur cesserait de battre ? on n'en sait rien, — la vie est un mystère !

Le Docteur. — Ah ! vous pouvez bien vous en pénétrer, mon cher Claude ! un mystère si merveilleux, que toutes les merveilles des inventions humaines ne sont rien auprès de celles que présente le cœur d'un petit enfant ! Aussi chacun de nous doit s'efforcer de les comprendre, ne serait-ce que pour remercier l'auteur des êtres. Ce n'est peut-être pas, d'ailleurs, aussi impossible que le croit Rosalie. Quoique vous ayiez bien des fois caressé votre fils endormi, vous n'avez pas, j'en suis sûr, compté les mouvements de son cœur ? Il a de 130 à 140 battements par minute, environ, et il respire une vingtaine de fois dans le même espace de temps. Vous avez dû remarquer qu'il respire à peu près de même toutes les nuits ?

Rosalie. — A moins qu'il ne soit malade, oui, Monsieur.

Le Docteur. — Puisque nous reconnaissons que les fonctions du cœur et du poumon sont de celles qui ne s'interrompent point pendant le sommeil, c'est qu'elles sont d'impérieuse nécessité pour la vie, n'est-ce pas ? De plus, c'est qu'elles ont, l'une avec l'autre, une étroite relation. Le cœur sert le poumon, le poumon sert le cœur. Pour en être mieux informés, ne nous contentons plus, du reste, d'écouter à la porte ; regardons, comme s'il était de verre, dans le cœur de ce bonhomme endormi pour *voir* ce qui s'y passe !

ROSALIE. — Je gage que vous l'avez vu sur des animaux, car vous n'avez pas envie de faire du mal aux enfants !

LE DOCTEUR. — Précisément : par des observations faites sur des animaux vivants, on est arrivé à la vérité. Votre fils, comme nous tous, a le cœur partagé de haut en bas, en deux moitiés égales, par une cloison longitudinale ; et si l'on ouvrait ce pauvre petit cœur, on trouverait, dans une moitié du sang *noir*, dans l'autre moitié du sang *rouge*.

CLAUDE. — Voilà qui est particulier, Monsieur ! Pourquoi a-t-on deux qualités de sang dans le corps ?

LE DOCTEUR. — On n'a qu'un sang, en effet, puisqu'il résulte de la nourriture que nous avons prise, mais il change de couleur suivant qu'il a fait tel ou tel voyage dans les organes. Ce voyage continuel s'appelle la *circulation du sang*. Il a fallu aux savants de longs siècles depuis l'antiquité, pour saisir ce mystère-là, et pour comprendre

1. Jean Macé, *Histoire d'une bouchée de pain*, p. 130.

par où le sang noir du côté *droit* du cœur passe dans le côté *gauche*, où il est rouge.

Rosalie. — Comment ! le sang de mon petit est noir d'abord, et puis rouge après ? et ce qui le change ainsi dans sa couleur, on n'a pas encore pu le savoir, bien entendu ?

Le Docteur. — Les femmes sont toujours pressées de connaître le plus difficile ! Voyons, écoutez-moi bien. Tout cœur qui bat, bat pour deux choses. D'abord, pour aller à la provision chercher du sang nouveau dans cette substance que l'estomac lui a fabriquée ; ensuite, pour envoyer ce même sang, purifié et préparé, dans toutes les parties du corps. Vous voyez que le cœur est un admirable ouvrier, faisant à la fois l'office de pompe aspirante et refoulante, quand il puise dans l'intestin à l'aide de mille petits tuyaux, et lance en même temps à travers les artères le sang qui lui est revenu.

Rosalie. — Mais, Monsieur, pourquoi y en a-t-il du noir et du rouge ? pourquoi celui qui s'en va noir revient-il rouge ? Je ne comprends pas, moi ! C'est trop malaisé !

Le Docteur. — En effet ! c'est là le plus miraculeux de la machine : le sang est noir quand il n'a pas encore passé par le poumon, — quand il n'a pas reçu ce bon coup de soufflet que la respiration apporte ! Jacques, s'il était là, saurait bien vous dire que ce qui rend le sang *noir,* c'est la quantité de charbon qu'il contient ; que ce charbon, venu de nos aliments, agirait comme un poison s'il restait dans le sang, mais qu'il se convertit en *chaleur* dans les poumons au contact de l'air, chauffe le sang et le laisse revenir au cœur, purifié, chaud et rouge.

CLAUDE. — Et ce sang noir prend tout droit la route du cœur au poumon sans se tromper ? Ce n'est donc pas par les mêmes canaux qu'il va et qu'il revient, sans quoi il se mêlerait ?

LE DOCTEUR. — Non, le sang qui n'a pas respiré ne se mêle jamais au sang qui a respiré, il n'a pas la même couleur : chacun a son conduit spécial, muni de petites trappes, de petites soupapes qui le forcent à suivre sa voie. Tout est prévu avec un art sublime. Dieu a organisé les animaux de telle sorte que l'air est indispensable à leur vie. Cette vie, tout le sang du corps va petit à petit la recevoir dans les deux poumons où de gros tuyaux l'apportent venant du cœur. Il en est ainsi chez tous les animaux ; chaque fois qu'ils respirent, ils modifient le sang du cœur qui a pénétré dans les cellules de leurs poumons, qui y perd sa couleur noirâtre et devient d'un rouge vermeil [1].

ROSALIE. — Je crois que j'y suis, Monsieur :

1. Mrs Ch. Bray, *Physiologie des écoles.*

d'abord que le sang est purifié, il est devenu bon pour le second côté du cœur, le côté rouge?

Le Docteur. — Oui, ma fille : — si bien qu'il s'empresse d'y retourner, car sa transformation accomplie le rend propre à nourrir les organes; il faut donc qu'il continue son voyage de grande circulation. Une nouvelle secousse le précipite par les artères jusqu'aux extrémités de nos pieds et de nos mains. C'est par une ramification infinie de veines et de vaisseaux que ce travail se fait et ces tuyaux innombrables s'embranchent, se bifurquent et deviennent si fins[1], si déliés, qu'il faut un microscope pour les distinguer. Bien mieux ! il n'y a pas sur toute votre peau, ma chère Rosalie, une place de la largeur de la pointe de votre aiguille où vous puissiez piquer sans faire sortir le sang.

Rosalie. — C'est vrai, pourtant ! Y a-t-il donc des veines partout?

Le Docteur. — Partout ! car les *artères* portent dans le corps tout entier le sang rouge du cœur gauche, et les *veines* chargées de sang noir le rapportent au cœur. Vous voyez qu'il revient sur lui-même après avoir servi. C'est pour cela qu'on dit qu'il circule, qu'il tourne par un mouvement de *circuit*.

Claude. — Ainsi, Monsieur, en circulant de

1. Ce sont les capillaires.

cette façon-là, c'est toujours le même sang qui sert ?

LE DOCTEUR. — Le même ! moins ce qui s'use tout le long du chemin, puisque les os, la chair, tous les tissus sont fabriqués par le sang. Il va au poumon, — c'est du sang *veineux* chargé de charbon. Il en revient pur, rouge, c'est du sang *artériel*. Voilà les deux qualités de sang qui vous occupaient tout à l'heure, Claude ; voilà comment « le sang passe continuellement du cœur aux artères, des artères aux veines, sans interruption (car c'est le même canal qui, d'artère devient veine), enfin des veines au cœur [1]. » Dorénavant vous saurez ce qu'est la *circulation du sang*. Surtout, retenez bien ceci : envoyé au poumon pour y puiser la vie *dans l'air*, il faut absolument qu'il l'en rapporte ! sans quoi l'on meurt *asphyxié*.

ROSALIE. — Mon Dieu, un petit enfant qui ne respire pas de l'air bien pur, est donc tout de suite en danger de mort ?

LE DOCTEUR. — Redisons-le toujours : le petit enfant est confié par la nature à sa mère, qui doit veiller sur lui. C'est surtout pendant le sommeil qu'elle doit s'assurer qu'il pourra continuer à respirer dans de bonnes conditions, puisque la respiration le fait vivre ! Il faut qu'elle se dise : je vais m'endormir ; mon enfant va s'en-

______

1. Flourens. — *Histoire de la Découverte de la circulation du sang.*

dormir ; la chambre est-elle assez grande pour nous donner à tous de *bon* air toute la nuit ?

CLAUDE. — Pardi ! quand nous dormons, nous sommes comme des enfants ! La prudence de la journée est en défaut ; nous ne savons plus ce qui nous arrive !

LE DOCTEUR. — Claude a raison. Dans le sommeil, nos sentinelles avancées, les yeux, les oreilles cessent de monter la garde autour de nous, mais avant de désarmer tout ce monde-là, nous prenons nos mesures de sûreté d'une autre manière. Un maître de maison fait une tournée dans ses écuries, dans ses étables, quand ses gens sont couchés : cette dernière inspection est pour lui un devoir. De même, une bonne mère de famille ne se livre point au sommeil sans avoir jeté un coup d'œil attentif autour d'elle et des siens. Elle veille à ce qu'on *n'étouffe* pas dans le milieu où tous vont dormir sous sa protection ; elle renouvelle l'air pur en ouvrant la fenêtre pendant quelques minutes avant de se mettre au lit. Son métier est de *savoir* tout cela : elle le fait mal lorsqu'elle ignore.

ROSALIE. — L'ignorance est le malheur du monde, Monsieur, je commence à le croire ; nous sommes tous là à ne rien connaître, et cependant, voyez ! ces belles choses que vous nous venez de conter sur l'histoire du cœur et de ses mouvements, je suis sûre qu'il y a des années et des années qu'on répète cela dans la médecine ?

Le Docteur. — Pas plus de *deux* à *trois cents ans*, ma bonne. La science se fait tous les jours : mais de temps en temps quelque homme de génie anime les esprits par une découverte important·e, qui en provoque d'autres. Un médecin espagnol, du xvie siècle, nommé Micaël Serveto, s'avisa le premier de la communication qui existe entre le cœur et le poumon. Après qu'il eut découvert la circulation du sang dans les poumons, un Anglais, William Harvey, médecin du roi d'Angleterre Charles Ier, découvrit l'autre partie de la circulation (en 1619), celle qui a lieu dans tout le corps au moyen des *artères* et des *veines*.

Claude. — Ce sont là de grands savants, des hommes utiles, et j'imagine qu'ils ont été honorés, Monsieur, et comblés de gloire dans leur temps ?

Le Docteur. — Non, mon ami, tout au contraire ! L'humanité, à sa honte, méconnaît toujours ses premiers et plus méritants serviteurs.

— Il est vrai qu'elle s'aperçoit plus tard de leur valeur, et leur élève des statues ! Le pauvre Michel Servet, loin de se voir honoré, a subi la persécution jusqu'à la mort ; il a été « *bruslé tout vifz,* » suivant la sentence, à cause de certaines opinions religieuses qu'il avait émises dans un livre et qui semblaient alors impies. Calvin, son ennemi, a fait brûler le livre et l'homme sur la place de Genève, en Suisse, le 27 octobre 1553. Voilà la récompense ! voilà la justice !

ROSALIE. — Aussi, Monsieur, on fait peut-être des contes à plaisir ; songez donc ! on devine des inventions là-dedans, pour sûr : — car, de brûler un chrétien tout vivant, c'est trop abominable ! je n'y peux croire.

LE DOCTEUR. — Ma fille, le nombre de ceux qui ont péri dans les flammes est immense ; l'histoire sanglante des victimes est autant douloureuse que celle des bourreaux est horrible : il *faut* cependant la connaître pour devenir plus humain soi-même. Nous en aurions trop à dire là-dessus... Un autre jour ! Courage, Claude ! et surtout pour guérir vite et bien, ne bougeons pas !

CHAPITRE XII

COMMENT LA FORCE DÉPENSÉE SE RECOUVRE
DANS UNE MACHINE

JACQUES. — Une belle usine, oui, Monsieur !
et, pour notre pays, l'ouverture de semblables
ateliers, c'est un événement. M. Richard occupe
beaucoup de monde ; il paye bien ! — On dit
que la qualité de nos eaux lui a paru excellente
pour laver les laines de sa filature. Je crois,
pour ma part, que le chemin de fer nous a valu
cela ; car jamais tous ces ballots de marchan-
dises n'auraient pu se charrier par des voitures !

LE DOCTEUR. — Vous ressentez dans votre
province, comme partout, les effets de la révo-
lution apportée dans le monde par cette puissance considérable qu'on nomme la *vapeur*.
Quelle modification dans les habitudes et dans
les choses, depuis que les hommes ont appris à

se servir de cette force ! J'en suis émerveillé. L'esprit a conçu et réalisé de grands progrès dans ce siècle. Êtes-vous allé, mon bon ami, visiter en détail la fabrique de M. Richard?

JACQUES. — Ah ! j'y passe du temps, j'en conviens. Le chauffeur Christen est fort agréable tout de même pour un Anglais ; quand il n'est pas de service, il me fait voir et comprendre tous ces rouages qui s'emmanchent, ces crans, ces balanciers... On s'y perd !

LE DOCTEUR. — Puisque vous avez approché la grosse bête, ne lui trouvez-vous pas un aspect de vie, Jacques? Ne dirait-on pas que cette machine *sait* ce qu'elle fait quand elle lève ses puissantes griffes, quand elle saisit la laine, la bat, la lave et la tord ; quand elle sépare et sèche les brins de laine et les distribue enfin, en les enroulant sur un millier de broches qui la rendent aussi fine, aussi menue qu'un cheveu? Tout ce monde de fer marche avec une précision admirable ; on se demande malgré soi s'il y a une intelligence là-dedans !

JACQUES. — Je me le demande aussi comment cette force si terrible est en même temps assez régulière et mesurée pour éviter les secousses : pour ménager la tension du fil mieux qu'une brodeuse avec sa main légère, ou la fileuse à sa quenouille ! Ils disent pourtant qu'ils ont cent chevaux de vapeur !

Le Docteur. — Oui. Nous comparons à des animaux ces gigantesques ouvriers de fer qui paraissent *animés* par la vie ; cependant ils agissent avec un ordre, un ensemble que jamais cent chevaux ne pourraient atteindre ! c'est impossible !

Jacques. — Cette machine endiablée prend sa force dans ce qu'elle mange, et c'est le plus effrayant ! Quand on ouvre le gouffre de feu, le chauffeur y jette à la pelle ce charbon dur qui vient de la terre. Alors la bête rugit d'aise, comme si la flamme avait contenté sa soif et sa faim ! Les gens qui vivent là-dedans sont noirs comme leurs fourneaux ; s'il y avait quelque part un enfer, il devrait être pareil à cet abominable endroit.

Le Docteur. — Mieux vaut le plein air que le séjour dans la fournaise, d'accord ! Aussi les gens intelligents qui acceptent le poste de chauffeur, soit sur des locomotives, soit dans les machines, sont très-méritants ; car ils sont fort exposés aux explosions. En outre, la marche et le succès de la besogne dépendent en grande partie de la façon dont ils s'en acquittent.

Jacques. — C'est un vilain métier ! je préfère labourer jusqu'à mon dernier jour ; mais s'il est

pénible, il n'est pas difficile en proportion. En-
gouffrer le charbon à tant par heure et remettre
de l'eau dans la chaudière d'où sort la vapeur,
cela n'exige pas beaucoup de capacité.

Le Docteur. — Plus que vous n'imaginez,
Jacques ; nos ingénieurs les plus habiles et nos
grands mécaniciens font leur apprentissage de
chauffeur. Ils étudient sur place le phénomène
du dégagement du calorique, de la production
de la vapeur, et la force obtenue par une quantité donnée de combustible dépensé. Tout cela
est calculé. La machine de M. Richard, pour
mettre en mouvement une force de cent chevaux au service de sa filature, consume 3,000 kil.
de houille par jour.

Jacques. — Monsieur, vous m'avez dit un jour
que la chaleur de tout le charbon qu'on emploie
dans les manufactures est venue, par le soleil,
dans les plantes et dans la houille ; qu'ainsi donc
le soleil se retrouve dans le feu. Vous le rappelez-vous ?

Le Docteur. — C'est parfaitement vrai, Jacques. Tout effort produit, toute force employée
est de la *chaleur solaire* dépensée. Contenue dans
la houille, cette chaleur s'en dégage ; mais il
n'est pas indifférent d'employer tel ou tel combustible. Vous comprenez que si , au lieu de

charbon, on entassait du sable mouillé dans le fourneau...

JACQUES. — On aurait tôt fait d'éteindre les feux. Je pense que le chauffeur ne redouterait pas de sauter en l'air ce soir-là !

LE DOCTEUR. — Supposons encore, pendant que nous y sommes, ce qui arriverait si un fou s'amusait à charger la grille avec de la poudre à canon en masse ?

JACQUES. — C'est aisé à penser ! Tous les bâtiments et les outils s'en iraient en pièces dans les airs, et l'explosion ferait peut-être périr une partie du village.

LE DOCTEUR. — De semblables jeux, destructeurs des biens et des vies, ne sont de mode qu'à la guerre ; là on fait sauter les vaisseaux et les forts ! mais un industriel n'est pas un général en chef, et ne dispose pas ainsi de la vie des hommes !

JACQUES. — Bon pour les armées ces grandes folies de poudre ; c'est elles qui se chargent de brûler les villages, les villes et même ceux qui les habitent !

LE DOCTEUR. — Espérons, mon cher Jacques, que ces crimes sont à leur fn. Dans un temps meilleur et *prochain*, les hommes trouveront qu'il y a de la gloire à servir ses frères plus qu'à les massacrer, et les pauvres soldats cesseront d'être victimes de leur devoir! Quant à M. Richard, il ne se sert point de combustible explosible; il surveille ses machines avec la connaissance pratique d'un homme dont la fortune est intéressée au succès de l'entreprise. Voulant obtenir un certain travail mécanique par la transformation de la chaleur en mouvement, et sachant que la chaleur est due à la combustion du carbone [1], il se garde bien de brûler autre chose que du charbon.

JACQUES. — Bien entendu; il ménage ses outillages pour en tirer parti; autrement cela s'userait vite!

LE DOCTEUR. — La vitesse obtenue est proportionnelle à la chaleur dépensée; plus on brûle, plus on travaille, et l'usure s'accroît d'autant, en raison des frottements. On compte là-dessus; mais un industriel a quelquefois intérêt à sacrifier son outillage à la production *rapide* de la marchandise. De même pour les navires à vapeur: brûle-t-on plus de charbon, on se transporte en moins de temps d'un port à un autre, — affaires de commerce de part et d'autre. Il en est tout autrement dans notre usine intérieure. La force dépensée à chaque acte de la vie se remplace, il est vrai, par l'alimentation comme dans un fourneau; seulement l'animal est bien

1. P. P. Dehérain, *Chaleur solaire.*

supérieur, par sa constitution, à toutes les machines faites de main humaine, puisque son organisme se *répare* et *s'entretient* de lui-même, et refait chaque pièce au fur et à mesure qu'elle est *usée !*

JACQUES. — Si notre corps est une machine, je veux croire que sa réparation n'est pas éternelle. Les forces s'usent avec l'âge ! les dents s'en vont, le dos se courbe, et ce qu'on faisait à vingt ans, en ouvrage, en plaisir, on ne le fait plus à soixante-quinze. — Certes, Monsieur, c'est la loi de nature, celle-là !

LE DOCTEUR. — Ah ! mon cher ami :

> . . . . Rien de trop est un point
> Dont on parle sans cesse, et qu'on n'observe point.

La science de la vie, c'est l'équilibre conservé, les forces dûment employées et réparties. Pour en venir là, il nous manque à tous une appréciation plus juste de notre être physique, cet agent mécanique dont la direction est confiée à notre esprit. Songez à tous ces millions d'hommes qui boivent et mangent autour de nous avec une parfaite indifférence de ce qu'ils absorbent ! Il y en a bon nombre, allez, Jacques ! qui mettent de la poudre à canon dans leur usine intérieure et qui ne s'en doutent pas !

JACQUES. — On peut le dire, d'aucuns sont

moins sages que leurs animaux. Jamais, Monsieur, une vache malade ne consent à manger, un chien non plus, et jusqu'aux petits poulets ! Et nous qui sommes les rois de la création, à ce qu'on dit....

Le Docteur. — Mon bon garçon, de tous les animaux, l'homme est le seul qui abrége sa vie par des excès. A-t-on vu jamais un être autre que lui s'enivrer? accepter des aliments mortels ? Si l'animal est guidé par son instinct, l'homme devrait l'être par le raisonnement, par l'intelligence. Loin de là, nul ne se soucie de se connaître soi-même, d'apprendre à ménager sa machine physique, à la réparer pour la faire durer. Devient-on malade ? on court au médecin. Mais n'est-il pas absurde de s'efforcer de guérir des maux qui sont dus à des causes connues, au lieu de remonter à ces causes et de les détruire ?

Jacques. — Par le fait, la sottise humaine est plus grande que de raison, Monsieur, et celui qui néglige sa propre santé se laisse souffrir comme à plaisir. L'intérêt général s'accorde pourtant en cela avec l'intérêt particulier, les épidémies le prouvent assez ! — mais pour sortir de là, que de choses il faudrait savoir !

Le Docteur. — D'abord il faudrait *savoir* respecter cet instrument merveilleux de la vie, et par une étude spéciale des aliments et de leurs principes *réparateurs*, arriver à comprendre « comment la force dépensée se recouvre ! »

JACQUES. — Un bon moyen d'être plus fort serait peut-être de se reposer, de ne pas dépenser sa chaleur en agissant avec fatigue, ce qui épuise tant ; enfin de mener la vie des riches, à rien faire ! Voilà, c'est l'exception !

LE DOCTEUR. — Si par riches vous entendez les *oisifs*, apprenez, mon ami, qu'ils sont peu dignes d'envie. L'exercice, l'action, le travail, est la plus noble condition de notre nature, et porte sa récompense avec soi. Toute personne qui ne fait rien, s'amoindrit. La vie s'augmente, au contraire, et s'élève par le salutaire emploi des facultés que l'auteur des êtres a mises en nous. Il est rare que le riche se contente de « rien de trop. » — Il mange plus que son appétit ne réclame ; il ne se meut pas après ses repas ; il se nuit à lui-même en restant inactif, et sa vieillesse est vouée aux maladies ! L'homme des champs vit sobrement et vit vieux ; mais il lui manque de savoir la valeur de ce qu'il fait, de *jouir* de son existence, libre et saine.

JACQUES. — Pour cela, Monsieur, s'ils étaient libres, qu'il y en a donc qui aimeraient se reposer ! avoir du bon temps, et se tenir tranquilles

au lieu de tant fatiguer ! C'est l'ambition universelle !

Le Docteur. — Pauvre ambition que celle-là !
Chacun de nous sent battre dans sa poitrine un
cœur qui ne s'arrête jamais, ni nuit ni jour ;
n'est-ce pas le signe de l'incessante activité ?
L'immobilité, la rigidité, le froid du corps sont
les indices de la mort, cette transformation de
nous-mêmes qui prépare une *autre* vie. Mais
aussi longtemps que votre cœur battra, mon
cher Jacques, vous devrez accomplir votre destinée, qui est d'agir et de travailler.

Jacques. — Vous n'avez pas de peine à me le
prouver, Monsieur, d'abord parce que je ne peux
pas faire autrement ; il faut bien que ma femme
et mes enfants mangent, et que je leur fasse
pousser du pain ! Ce qui est embarrassant, c'est
de persuader ces gens qui ont si grande envie
de faire les paresseux, et aux dépens des autres,
encore !

Le Docteur. — Leur propre intérêt leur enseigne à se mouvoir s'ils veulent vivre en santé.
Dieu ne fait rien en vain ; il a créé dans
l'homme un résumé de la nature entière, qu'il
s'assimile et qu'il absorbe par ses organes. Les
minéraux : les pierres, les sels, le fer même se
retrouvent dans son sang ; je le disais à ce pauvre Claude l'autre jour, au sujet de sa jambe

cassée ! Les substances *animales* servent à lui faire les fibres de sa chair, ce tissu serré qu'on appelle les muscles ; enfin les *végétaux* se convertissent en eau, dont le sang doit contenir une immense quantité pour être liquide et circuler facilement dans les moindres vaisseaux.

JACQUES. — Je n'ai point oublié que nous avons 870 grammes d'*eau* sur 1,000 grammes de sang ; cela est assez curieux pour qu'on se le rappelle. Mais ce qui m'a le plus étonné, Monsieur, c'est quand vous m'avez assuré qu'un homme a beau voyager, se transporter dans un pays chaud où il grille, — dans un pays froid où il grelotte, — son sang reste à la même température de 37°,05. Cela me passe un peu, je ne le cache pas !

LE DOCTEUR. — Non, Jacques, rien n'est plus simple, vous allez voir. L'homme reste le même sous tous les climats, à la *condition* que son alimentation *varie* en raison du milieu où il se place ! La nature a pourvu à ses besoins sous toutes les latitudes et y a proportionné son appétit. L'homme, en effet, a grand'faim dans le Nord, et, s'il se transporte au Midi, il y est très-facilement rassasié. La sobriété lui est imposée par le climat : s'il mange beaucoup, c'est en dépassant les exigences de son estomac. En tous pays c'est donc à lui de connaître les produits qu'il doit s'assimiler pour réparer sa force à mesure que son usine intérieure la dépense. Partout c'est la même chose : la vie de l'homme est une affaire d'alimentation, autrement dit de combustion prévoyante, puisqu'il est « un appareil à combustion [1]. »

JACQUES. — Et l'habitant du pôle qui boit de l'huile ! Voilà un goût qui ne me viendrait jamais, si même j'étais jeté par là dans un naufrage !

LE DOCTEUR. — Vous aimeriez mieux boire de l'huile de phoque et manger sa graisse que de vous laisser mourir de froid, je suppose, mon ami ? Dans ces régions cruelles, il faut chauffer son poêle si l'on veut résister aux rigueurs de la température. L'Esquimau dévore jusqu'à vingt livres de viande par jour [2]. Mais si vous étiez en Turquie, ce serait un bien autre régime ! Du café ; point de vin ni de graisse. L'Alcoran, religion des Turcs, leur défend le vin et le porc ; ce qui est heureux, car ils mettraient le feu aux poudres avec les spiritueux !

JACQUES. — Espérons que je n'irai point tenter ces aventures de Robinson ; je me contenterai de savoir ce qui se boit et ce qui se mange dans les contrées voisines, et même de l'apprendre sans y aller voir !

1. Chimie de Lavoisier.
2. M. E. Boutmy, *Histoire des civilisations.*

Le Docteur. — Nous en causerons un autre jour; ce brave Claude compte sur moi aujourd'hui pour essayer ses forces. Songez s'il s'impatiente, car la liberté est douce à ceux qui en ont été longtemps privés. Ne le faisons donc pas attendre. — Venez, Jacques.

CHAPITRE XIII

UTILISATION DES EAUX CHAUDES

LE DOCTEUR. — Ainsi que je vous le disais, mes amis, j'ai été appelé comme médecin dans la famille de M. Richard pour donner mes soins à son plus jeune enfant, atteint du croup, un garçon de trois ans : il va bien ! — Et cette visite m'a rendu bien heureux, car elle m'a fait connaître un homme doué du plus noble caractère, — un homme loyal, généreux ! Il veut payer sa bienvenue dans notre pays, et je vous donne à deviner, Jacques, l'idée qu'il compte mettre à exécution !

ROSALIE. Seigneur ! des gens si aisés ! qui ont une si belle voiture ! Madame va peut-être parer de neuf notre chapelle de la Vierge, car elle est bien fanée.

JACQUES. — Des personnes étranges, comme celles-là, venues de loin, qui veulent nous faire un cadeau ? Je ne peux pas vous dire, Monsieur, mais là, — cela ne me va pas. D'abord qu'on ne leur demande rien... qu'ils attendent !

CLAUDE. — Comme tu es ! Un service de la chose publique où monsieur s'intéresse, tu peux croire qu'il satisfera les plus délicats, sois donc tranquille !

JACQUES. — Tu as raison, — je n'y pensais pas.

LE DOCTEUR. — Vous avez remarqué, sans doute, ma chère Rosalie, ce gros torrent d'eau chaude qui sort en courant de la fabrique de M. Richard, rejeté par la filature ? Plus d'une fois vous aurez regretté que cette belle eau fût perdue...

ROSALIE. — Ah, Monsieur ! je me suis brûlé les doigts en essayant d'y laver ! Ce n'est pas commode : il faut emporter autant d'eau froide qu'on en prend de chaude dans son baquet, si on veut y tenir la main.

LE DOCTEUR. — Eh bien ! cette eau bouillante ne vous fera plus mal ni envie, ma bonne ! M. Richard a pris hier devant moi ses dispositions pour que son architecte lui organise un *lavoir sous toit*, où trente laveuses pourront, à l'aise, profiter du ruisseau rapide et utiliser sa chaleur. Il est même question d'autoriser les laveuses à se servir par intervalles du séchoir de l'établissement, sorte de vaste armoire à température élevée, où le linge séchera en quelques minutes quand le soleil fera défaut, en hiver ! Ainsi, préparez-vous ! Pour blanchir son linge dorénavant, une ménagère n'aura plus à dépenser que son savon et sa peine, — économie de feu toute trouvée !

Rosalie. — Pour le coup on peut convenir que c'est du brave monde, ces gens-là ! Comment, Monsieur, nous serons à couvert telles que des reines, à laver sans pluie ni soleil, et cela ne nous coûtera rien ! Toutes les femmes seront-elles contentes ! Je m'étonne si la dame n'est pas pour quelque chose dans ce projet superbe, — elle a l'air si gentil, avec son petit chapeau à la plume noire !

Le Docteur. — Le chapeau de madame Richard est fort joli et elle est très-bonne, ce qui vaut mieux. Son pays d'Alsace possède de riches familles, qui se disent : Richesse oblige : — Et vous sentez le bien qu'on fait en partant de ce précepte-là. Tous les grands industriels de Mulhouse, le père de madame Richard en est, ont créé dans leur ville non-seulement plusieurs lavoirs au faubourg de Dornach, où sont ce qu'on appelle les *cités ouvrières* [1], mais aussi un établissement de bains où l'on se baigne pour *trois sous !* Que diriez-vous si l'on avait un pareil luxe dans notre village ! Ce serait un événement.

CLAUDE. — Monsieur ! toutes les dépenses généreuses de monsieur le maître de la fabrique sont dignes de notre reconnaissance, et j'approuve fort son lavoir — mais quant à établir des bains, si vous permettez, je suis d'avis que c'est de l'argent perdu. Je vous demande si on se baigne chez nous ! et vraiment, hormis le temps des moissons qu'on a trop chaud, pourquoi faire se mettre dans l'eau ? C'est une affaire de maladie, à mon sens. M. le curé a sa baignoire, qu'il prête dans les cas graves ; je n'ai jamais entendu dire à mademoiselle Brigitte qu'il s'en serve lui-même ; — d'abord il a sa goutte, et puis le cher homme ne se fait pas jeune, non plus !

ROSALIE. — Mais vois donc, Claude, les bains qui font tant de bien à notre petit, ne sont peut-être pas inutiles aux gens d'âge !

CLAUDE. — Bah ! c'est ceux des fabriques qui

---

1. Créées en 1851 par l'initiative de M. Jean Zuber d'après les plans du prince Albert, plus de sept cents maisons habitées par des ouvriers, sont devenues graduellement leur propriété.

(Société industrielle de Mulhouse.)

ont besoin de nettoyer leur pauvre corps. Ils sont si sales dans les usines, avec le charbon noir, cela se conçoit ! Aux champs on n'a pas la même poussière à redouter.

JACQUES. — Mon bon, tu n'y es pas, et cette dame va nous civiliser d'un coup, on s'en apercevra plus tard ! — N'as-tu donc rien de trop sur ta peau quand tu as battu en grange toute la journée ? Moi je me jetterais dans la rivière ces jours-là avec plaisir, si elle n'était pas si froide.

LE DOCTEUR. — Allons, allons, vous nous feriez à l'occasion une leçon de physiologie, mon cher Jacques, je vois cela. — Nous sommes convenus plusieurs fois que nous respirons par notre corps tout entier ; et nous ajoutions toujours qu'il est indispensable à la vie que l'air aspiré soit *pur*. Mais cet air pur, savez-vous comment il pénètre chez nous autrement que par la bouche ?

ROSALIE. — Oh ! je n'ai pas oublié, Monsieur, quand vous disiez que la peau de mon garçon est percée de mille trous, tout petits, tout petits !

LE DOCTEUR. — Bien plus de mille, ma chère fille, car c'est par *millions* que se comptent les pores de la peau ! Si on regardait avec un microscope dans la paume de votre main, ou dans la mienne, on verrait 800 pores sur 1 cent. carré [1]. Vous comprenez donc, mes amis, que des orifices aussi nombreux n'ont pas été établis sur un corps par l'auteur de toutes choses sans une utilité directe. A nous de ne pas rendre leur besogne impossible et de nous débarrasser de tout ce qui vient à les obstruer. On y parvient en se lavant.

ROSALIE. — Sommes-nous donc si sales, Monsieur, et ne dirait-on pas à vous entendre qu'on doit être sans cesse occupé de sa personne? Ceux qui travaillent se salissent, c'est trop juste, ce qui les oblige à se nettoyer : mais les belles dames qui ne font rien et qui se baignent souvent, — c'est de la coquetterie tout cela, et rien avec! au moins, je le crois.

LE DOCTEUR. — Eh bien vous vous trompez, ma bonne : de certains soins corporels sont obligatoires si l'on veut être propre. Je ne parle pas seulement, des accidents du métier qui pendant une journée salissent les vêtements et les mains de tout homme qui travaille. — Je m'occupe surtout de ce mouvement intérieur que subit tout corps organisé et qui soumet chacun de nous aux mêmes souillures continuelles. Pensez donc à ce feu des poumons, ce *poêle* comme nous disons, qui fait notre sang

1. *Physiologie des écoles*, p. 104. Mrs Ch. Bray.

chaud jour et nuit ! Pensez donc à toute cette eau contenue dans le sang, qui nous sort de la peau à chaque instant sous forme de transpiration. Ce phénomène de la transpiration est indispensable à la santé et, lorsqu'il est interrompu brusquement par un refroidissement, il en résulte souvent de dangereuses maladies.

JACQUES. — C'est connu, cela, Monsieur. Un chaud et froid, il n'y a rien de si mauvais. Cela ne prouve justement pas qu'il soit bon de se baigner ; car en sortant de l'eau, il est aisé de se refroidir.

LE DOCTEUR. — Je vous y attendais ! Mais, mon bon ami, tout au contraire ! les bains, les ablutions générales suivies de frictions, favorisent le régulier exercice des fonctions de la peau ! — car les pores, dégagés de toute malpropreté, laissent alors échapper plus facilement la souillure intérieure, ce fameux *acide carbonique* dont l'haleine des animaux est aussi chargée, et qui cause du malaise aux gens dès que l'air qu'ils absorbent en contient 1 p. 100 [1]. S'il n'en faut pas supporter dans les chambres où l'on vit, à plus forte raison ne faut-il pas enfermer ce terrible poison *sous* la peau qui contient nos organes ! Ce serait ce qui s'appelle enfermer le loup dans la bergerie !

[1]. Dehérain, *Annuaire scientifique*, 1865, p. 227.

JACQUES. — On dirait d'une intention de nous réchauffer quand la nature nous donne la fièvre après, si fort! On étouffe, on a mal partout, et puis la transpiration arrive. — Ah! on est sauvé.

LE DOCTEUR. — Parbleu! ce grand effort que fait la maladie (à nos dépens, j'en conviens!) est dans notre intérêt, et répare — quelquefois! — la sottise que nous avons commise. Si nous avions l'esprit de ne pas sans cesse entraver la nature par nos actes, par nos habitudes, le grand et admirable travail de la vie s'accomplirait sans obstacles, et nous conduirait à une vieillesse avancée, exempte de misères physiques.

CLAUDE. — Comme cela vous estimez, Monsieur, qu'en toute saison on pourra se mouiller sans danger dans les eaux de la fabrique?

LE DOCTEUR. — Quoi! l'eau de M. Richard? Elle vous sera bien salutaire à tous, et je rends grâces à ce brave industriel qui met notre population en mesure d'utiliser son excédant de calorique, inutilement dépensé jusqu'alors. Mme Richard veut fêter la guérison de son fils en construisant huit cabinets séparés dont les baignoires, émaillées à l'intérieur, comme celles de Dornach, seront de la plus constante propreté [1]. C'est un bienfait public. Et j'espère que nos habitants ne laisseront pas les seuls ouvriers et leurs familles avoir l'intelligence d'en profiter.

JACQUES. — Sans doute, on verra là de grands avantages, mais je compte plutôt sur le succès du *lavoir*, et nos ménagères en seront toutes d'avis. D'abord, l'abondance du linge blanc est de première nécessité. Je dis souvent à ma femme, qui est une lessiveuse enragée : — Vois-tu, Marie, une bonne soupe comme tu sais les faire aux pommes de terre et à l'oignon, avec des enfants qui ne se disputent pas autour de la table en soupant, à la suite de cela un lit frais où je retrouve la bonne odeur de tes bouquets de lavande enfermés dans l'armoire, et vois-tu, le roi n'est pas mon cousin ! la propreté, c'est la santé !

LE DOCTEUR. — Précisément ; vous êtes un homme heureux, mon ami, et rien ne manque à votre contentement ni à votre bien-être, car Dieu vous a donné une femme qui veille à tout. La femme fait le bonheur de la maison...

JACQUES. — A tout, à tout ! rien ne lui échappe ! ses quatre enfants ne la gênent pas tant que j'en vois d'autres en peine avec deux. Vos raisonne-

1. Extrait des bulletins de la Société industrielle de Mulhouse, 1865.

ments sur l'eau pure, elle sait tout cela sur le doigt ! A-t-elle lavé depuis dix ans les marmots, la vaisselle, et jusqu'aux rideaux bleus de sa chambre ! ils sont en laine, mais elle voit de la poussière partout. Ah ! oui, Monsieur, c'est une élève qui vous fait honneur !

Rosalie. — Aussi, il en faut convenir, elle aime qu'on lui obéisse à vue d'œil et ne connaît que sa volonté. Si des gens s'arrêtent à causer en revenant de leur ouvrage ? « Vous avez chaud, rentrez donc changer, vous allez vous faire malades. » — Avec tes garçons, Jacques, elle est sévère, sais-tu ? le jour de leur grosse équipée, ils avaient peur d'elle plus que de toi !

Jacques. — Ah ! tu veux parler de cet automne ? Eh bien, fallait-il pas les complimenter ? Il est bon de vous dire, Monsieur, que le poulain au père Garnier avait rompu sa longe et s'amusait à trottiner dans les prés. Il n'y avait pas de danger, une bête de deux ans... Mes trois diables se lancent après, veulent le prendre. Cela l'anime à courir ! Ce qu'ils ont fait de tours et de détours on ne le saura jamais ! Finalement le poulain saute la rivière, là-bas à la hauteur du biez : — les trois coureurs pensent en faire autant, car ce n'est pas large en cet endroit-là ; mais paf ! en voilà deux dans l'eau ! Quand toute la bande s'en est revenue, vous croyez que la mère s'est mise en colère? point du tout! Elle vous a pris mes gaillards en commençant par le petit Armand. — Tous au lit sans souper! — Et ils n'ont pas soufflé, encore!

LE DOCTEUR. — Marie a été très-sage en cette occasion. Il est probable qu'elle a sauvé à ses enfants quelque bonne fluxion de poitrine. Après la gymnastique un peu forcée qu'ils avaient essayée à travers les prés, ils devaient être dans un état d'excitation extrême, que leur bain subit avait à peine ralentie. Les habits mouillés pouvaient alors leur devenir funestes, surtout au moment où ils cessaient de courir. En les déshabillant, en les mettant au lit une heure à l'avance, leur mère a fait acte de prudente fermeté ; enfin le souper supprimé était encore une mesure hygiénique ; car à la suite de tout exercice violent, il est préférable de peu manger.

JACQUES. — Oh! Marie n'a pensé qu'à les punir, pas autre chose. Cela leur a bien réussi tout de même : ils ont dormi comme des loirs! Mais en général est-ce que le travail, la fatigue n'exigent pas qu'on se répare?

LE DOCTEUR. — Une fatigue modérée, oui, sans doute. Je signale seulement l'*excès* de fatigue, après lequel il y a danger à s'alimenter fortement. Quoi de meilleur que l'exercice, la marche, la promenade, les courses en plein air, le travail en pleins champs, où se développent en même temps les forces et l'appétit? J'appelle abus des forces l'étape du pauvre soldat d'Afrique, souvent longue, cruelle! Il arrive accablé sous le poids de son sac et de la brûlante atmosphère du pays; à ce moment, il n'a qu'un désir, boire son café et s'endormir; heureux si les chacals, rôdeurs de nuit, le laissent reposer sous sa tente-abri!

JACQUES. — Pour lors, ces grands coureurs des bois, en Algérie ou ailleurs, ne mangent pas à la tombée du jour? Je m'en étonne.

LE DOCTEUR. — Entendons-nous. L'expérience démontre à ceux qui font campagne combien ils s'exposent en mangeant selon leur faim, surtout en buvant selon leur soif après une marche forcée. La privation d'aliments est un supplice qui affaiblit les forces d'une troupe; — mais, d'un autre côté, l'abondance offre mille dangers à cause du climat, ce que les chefs ont beaucoup de peine à faire comprendre à leurs hommes.

CLAUDE. — Comme on doit souffrir, par-dessus tout, du manque d'eau!

LE DOCTEUR. — Vous avez bien raison, Claude; de tous temps, telle a été la grande difficulté pour civiliser l'Algérie. Les Romains de l'antiquité ont habité ce pays, et y ont fait d'immenses travaux pour utiliser les eaux. Ils avaient tiré parti d'une source naturellement chaude, dans la province de Constantine, à Hamman Meskoutine, et cette source a encore la chaleur de 95°.

ROSALIE. — Je crois bien! un pays où il y a tant de soleil!

JACQUES. — Le soleil n'y fait rien, ma fille. — C'est de l'eau chauffée par le dedans, sous terre.

ROSALIE. — Ah ! comme à Bourbonne - les-bains, où est allée ma tante pour ses douleurs?

LE DOCTEUR. — Combien de choses emmagasinées sous terre, mes amis, nous sont inutiles encore ! Les eaux thermales, ces sources si nombreuses dans les Vosges, dans les Pyrénées, dans les Cévennes, sont devenues, il est vrai, les rendez-vous de gens malades qui viennent y recouvrer la santé. — Mais quand les hommes plus habiles et plus sages sauront puiser, selon leurs besoins, cette eau toujours chaude que le globe contient partout sous leurs pas, les établissements publics de bains et de lavoirs seront fréquents! On n'aura plus la nécessité de recueillir précieusement les eaux de fabrique, et la salubrité d'un pays ne dépendra plus de la générosité d'un de ses habitants.

CLAUDE. — Vrai, Monsieur, il y a de l'eau chaude comme cela partout?

LE DOCTEUR. — Il y a de l'eau partout sous le

sol ; mais sa chaleur varie suivant la profondeur où on la puise. Le puits que la marine fait creuser à Rochefort a donné de l'eau chaude à 42°, lorsqu'on a atteint 825 mètres de profondeur [1] ; les puits artésiens de Grenelle et de Passy, à Paris, apportent une eau dont la température s'accroît d'environ 1 *degré* par *trente* mètres. Jugez, ma bonne Rosalie, quelles belles lessives peuvent se laver sans feu dans ces pays-là ! Il y a même à Cannstadt, près Stuttgard, en Allemagne, des bassins de natation, alimentés par des sources semblables.

JACQUES. — On parle souvent de creuser des puits artésiens dans nos pays ; mais cela ne réussit pas. D'ailleurs est-ce dans l'idée d'obtenir de l'eau chaude? Nous avons des plateaux qui seraient déjà contents s'ils avaient de l'eau froide.

LE DOCTEUR. — En creusant peu profondément on a de l'eau froide, — l'accroissement de chaleur se manifeste quand on s'enfonce ; comme je vous l'explique, un degré de plus environ par trente mètres. — Cela est bien établi par les forages de puits, de mines, par tous les grands travaux qui se font sous terre.

JACQUES. — Alors on ne peut pas dire, Monsieur, que cette chaleur-là soit de la *chaleur so-*

1. M. Daubrée, *Conférence sur la chaleur.*

laire, puisqu'on la trouve au fur et à mesure qu'on se cache des rayons du soleil?

LE DOCTEUR. — C'est cependant la même force primitive qui a fait toutes choses en ce monde, pierres, plantes et bêtes. — J'espère vous prouver cela quelque jour. — Aujourd'hui je monte à la fabrique et je vais conter à M. Richard que nous avons fait ensemble les plus beaux plans sur le résultat de sa généreuse construction; que Rosalie se voit déjà sous le toit du lavoir; que Claude pense aux bains allemands. A propos, ma bonne fille, ce grand garçon fait le fier avec ses béquilles; — mais continuez tous les matins un bain de dix minutes pour sa jambe guérie, en y mettant une poignée de sel, et surtout pas trop chaud, Rosalie!

ROSALIE. — Vous m'avez dit que les grands bains ne doivent jamais dépasser 28 degrés et que pour sa jambe il fallait la baigner dans de l'eau plus fraîche encore. — Je n'oublie pas, allez, Monsieur! je ne peux rien faire de mieux que de vous écouter, d'abord!

LE DOCTEUR. — A revoir tous, à bientôt!

CHAPITRE XIV

CE QUE PRODUIT LA TERRE

JACQUES. — Eh bien, Monsieur! remplaçons-
nous vos pommiers cette année avant les ge-
lées? avez-vous choisi les quenouilles et ferons-
nous notre plantation un matin?

LE DOCTEUR. — C'est précisément mon intention et je compte bien sur vous, mon bon Jacques, car mieux que personne vous pouvez me
seconder. Quelques années de négligence ont
bientôt appauvri le meilleur verger; je ne tar-
derais pas à m'en apercevoir si je ne plantais à
l'avance.

JACQUES. — Tous les ans, c'est la même chose :
semer, planter, pour recueillir. Celui qui possède une terre n'en peut tirer parti qu'à force
de peine; elle ne donne qu'en raison de ce qu'on
y met. Quand nous aurons planté nos sauva-

geons, il faudra les greffer ; car on ne saurait
« faire de l'hippocra [1] avec des pommes de
bois. »

LE DOCTEUR. — Ah ! je vous y prends à convenir que sans la culture et le travail nous ferions
pauvre chère en ce monde ! La grande œuvre
humaine, c'est la *lutte !* la résistance ! Cette belle
et bonne nature qui nous prodigue ses dons,
nous étoufferait sous l'herbe si nous la laissions
faire : témoin mon jardin !

JACQUES. — Le vôtre, le mien ; tous les jardins
et tous les champs ! C'est une vérité sans répli-
que. Aussi, Monsieur, à voir le monde tel qu'il
est, avec nos routes et nos canaux, je ne peux
me faire une idée de ce qu'il était dans le principe ; dans ces temps anciens où les hommes,
clair-semés par les bois, trouvaient leur nourriture au jour le jour . — Ce qui se rencontrait à
la portée du sauvage ; quelquefois trop, souvent
rien du tout ! Et des aventures de bêtes féroces
plus qu'ils n'auraient voulu. Car nous n'avons
pas été les maîtres du premier coup, cela va
sans dire !

LE DOCTEUR. — Passez seulement en Algérie,
sans aller plus loin, et nous verrons, Jacques, si
vous serez le maître en face du lion du désert !
Non, non ! notre orgueil insensé se complaît à

1. Hippocra, *Hippocrène,* source qui a jailli du pied de Pégase.

répéter que toute la nature créée l'a été pour *nous seuls*. Un voyageur, si intrépide qu'il soit, pense autrement quand il se voit perdu dans la solitude infinie...

JACQUES. — C'est vrai, pourtant ! les chercheurs d'aventures recommencent la vie de nos premiers parents à travers les grandes forêts... Comme tout cela est loin de nous ! Que j'aimerais donc savoir *où* ils se sont mis par bandes pour vivre en société ! dans quel coin de la terre, sur les montagnes ou dans la plaine ! enfin ce qu'ils mangeaient dans l'origine, bien avant de connaître la culture ! Mais on ne peut pas, Monsieur. Ces choses-là ne se découvriront jamais : elles sont cachées dans les ténèbres du commencement : c'est trop loin !

LE DOCTEUR. — Nous sommes plus avancés que vous ne croyez, Jacques ! nous savons que la première civilisation s'est développée en Asie ; et je puis même vous en donner une explication à peu près démonstrative. Le groupe humain primitif, vous l'admettrez avec moi, n'a eu quelque chance de se former et de vivre que dans une région *habitable*, située à égale distance du pôle et de l'équateur, dont le climat ne fût, par conséquent, ni trop froid ni trop chaud, et dont les produits fournissent des aliments assurés, n'est-ce pas ?

JACQUES. — C'est tout simple ; les pauvres ignorants vivaient de chasse, se débarrassant des mauvaises bêtes en les tuant, apprivoisant les bonnes pour les manger. On conçoit que cela a dû se passer de la même façon partout.

LE DOCTEUR. —Les *bonnes* bêtes, vous avez raison, les *bonnes* plantes, cette faune et cette flore des pays actuels, aident à déterminer l'origine des choses. L'Inde possède quatre espèces de bœufs ; l'Asie centrale est la patrie du cheval, de la chèvre, de presque tous les mammifères. Enfin le seigle, l'avoine, le froment, l'orge, le riz, sont originaires de ces contrées. Vous le voyez, mon ami, ce renseignement nous met sur la trace de notre population primitive.

JACQUES. — Tout de même, c'est curieux de retrouver cela ! Cependant, Monsieur, ces animaux-là sont répandus sur tout le globe ; on a du blé dans une foule de pays. Comment s'assure-t-on que l'Inde a vu naître dans le principe ce qui s'est propagé dans les autres parties du monde?

LE DOCTEUR. — Voilà ce que nous devons à des travaux très-récents, qui n'ont pas plus de cent ans ! Ce que les savants de l'Europe (à commencer par un jeune Français) ont eu la patience et le talent de déchiffrer, dans les langues très-anciennes de notre mère l'Asie. Ce dont je vous parle là n'est pas connu de tout le monde : mais il est très-touchant d'apprendre comment cette Asie féconde a été la première nourrice de l'humanité, le premier berceau du monde.

JACQUES. — Quoi, Monsieur, y a-t-il d'aussi vieux écrits qui disent ce que les hommes ont fait, et quelle vie ils menaient au début de tout ? Je ne le croyais pas, par exemple !

LE DOCTEUR. — Oui, Jacques : on possède maintenant, dans les langues d'Europe, les Védas, le Rhamayana : ce sont des poëmes sublimes, remplis de récits de la plus haute antiquité. Jugez s'ils sont précieux ! On y voit la « bonne vache » qui fournit son lait et son beurre à la famille pastorale ; la « douce brebis » du Candahar, dont la fine laine réchauffe...

JACQUES. — Pardon, Monsieur : puisque les hommes étaient alors dans l'Inde, où il fait si chaud, ils n'avaient pas besoin de la fourrure des moutons. Le climat est donc bien changé depuis ce temps-là ?

LE DOCTEUR. — Votre réflexion est juste, mon ami : aussi bien est-ce la haute Asie qui a été peuplée avant l'Inde. Les plateaux d'Asie ont un climat sévère qui s'apprécie dans les habitudes de ces populations antiques et qui les a poussées vers les plaines de l'Hindoustan. Ce qui nous révèle surtout ces peuples, ce sont leurs religions ; tous, dans l'Inde, dans la Perse ils ont eu le culte d'*Agni*, d'*Indra* ; on les voit adorateurs du feu, de la lumière qui les guidait.

JACQUES. — Ah ! ce sont ces anciens-là qui ont adoré le soleil ? Et cela se reconnaît dans leurs livres ? Comme c'est beau pourtant de pouvoir lire dans le passé !

LE DOCTEUR. — Mon cher Jacques, le premier culte des hommes est une juste reconnaissance pour le *feu* du foyer, le bon ami de la maison. « Sans lui, dans ces temps, qu'eût été la vie ? Combien misérable, dénuée, incertaine ! Sans le feu, rien ! avec lui, tout. Le feu, la nuit, fait fuir les bêtes, les rôdeurs des ténèbres. L'hyène et le chacal n'aiment pas les lueurs du foyer. — Le lion même s'éloigne en grondant [1]. » La bonne famille, simple et craintive, n'a d'autre protection la nuit que le vaillant chien qui la garde : au soleil levant elle salue l'aurore avec joie, avec amour. — Voilà le premier culte du monde.

JACQUES. — Il y fallait de fameux chiens pour s'attaquer au lion ! Quand les nôtres, Monsieur, sont aux prises avec un loup, ils en ont assez !

LE DOCTEUR. — Mais le chien sauvage, le dé-

_____
1. Michelet. — *La Bible de l'humanité*, p. 26.

fenseur héroïque de la famille humaine, était colossal, terrible! Il fut, avec la vache, l'animal le plus utile. Sans lui, le troupeau n'eût pas été réuni. L'éléphant aussi fut un protecteur de l'homme qui put le monter, mieux qu'un cheval, pour chasser le tigre! Pendant des siècles se suit le grand travail civilisateur, la terre cultivée par l'homme, sous la protection des animaux.

Jacques. — Malgré que l'Asie sortait de son enfance, d'autres points du monde étaient peut-être aussi avancés vers la même époque! On saura petit à petit des choses auxquelles on ne s'attend pas.

Le Docteur. — C'est possible, Jacques, mais ce n'est pas probable. On a vu la civilisation se répandre d'une région à l'autre par les migrations de peuples, gagner l'Egypte — passer de là en Grèce, le pays des arts — puis de Grèce à Rome, le pays de la guerre qui a conquis la moitié du vieux continent. Enfin, nous autres gens du Nord, nous sommes venus prendre notre place au soleil de l'intelligence. Et bien tardivement, tout à l'heure, hier, il y a quatre cents ans! l'Amérique a été trouvée, comme on dit, par l'Italien Christophe Colomb (en 1492). Or il y existait des hommes depuis une longue suite de siècles. Qu'ont vu les successeurs de Colomb

lorsqu'ils ont fait la conquête du centre Amérique, ce pays si beau, si fertile?

JACQUES. — Je pense qu'il y avait là comme
ailleurs des bêtes plus ou moins soumises au
service des gens!

LE DOCTEUR. — Eh bien, ce n'étaient pas du
tout les mêmes races d'animaux! Lorsque le
célèbre aventurier espagnol, Fernand Cortès,
s'empara du Mexique, en 1519, il pénétra au
pays des Aztèques, sur le plateau d'Anahuac, et
y constata l'absence absolue de bêtes de somme
et de bêtes de labour. Jugez quelle différence
dans les productions de la terre! Comment vou-
liez-vous que le progrès se réalisât sur un sol
que le labourage n'améliorait pas, où la végétation exubérante produisait à l'aventure?

JACQUES. — Et comment, sans bœufs ni chevaux, ces gens-là pouvaient-ils traîner ou porter
les charges? Comment se nourrir quand on ne
cultive pas?

LE DOCTEUR. — Les aliments ne leur manquaient pas; car les Européens y trouvèrent
le *dindon* tellement abondant, que la seule collection d'oiseaux de proie (des aigles, des
condors) entretenue dans un château de campagne, près de Mexico[1], pour amuser l'empe-
reur Montézuma, faisait une consommation de

1. Prescott, *History of the conquest of Mexico.*

11.

cinq cents dindons par jour ! Il est vrai que ce gibier ne remplaçait pas le bœuf, le cheval, l'âne, le chameau, le mouton, la chèvre. Différence notable dans la vie, dans l'industrie ; — point de troupeaux, donc point de laines, point de tissus. Les Aztèques faisaient des étoffes de coton, recouvertes de plumes d'oiseaux.

JACQUES. — Cela ne valait pas un bon drap de laine, j'en réponds ! mais ils auront pris nos habits, plus tard. Les voyages de nos chercheurs d'îles, de nos marins téméraires, auront eu cela de bon, Monsieur, de faire répandre sur la terre entière les objets de première nécessité !

LE DOCTEUR. — Oui, sans doute, mon bon Jacques, par le commerce, par l'échange s'établissent les grands courants pacifiques de peuple à peuple, qui remplaceront un jour, je l'espère, les invasions violentes de la guerre. Si, pendant de longs siècles, le progrès a été le résultat de la conquête ; si le fait brutal de la force, en substituant une société à une autre, a modifié les mœurs, les lois de la nation vaincue en lui imposant celles du vainqueur, l'esprit de justice nous oblige à croire que l'avenir conduit les hommes vers une meilleure entente de leurs intérêts et de leurs devoirs.

JACQUES. — Je le veux bien, Monsieur ; en attendant, toutes ces secousses qu'on raconte, tous ces bouleversements de l'histoire ont mélangé les choses qui nous servent le plus à vivre, à tel point qu'on ne sait plus d'où provient tel animal d'Europe, ou ce fruit de la terre en Chine : c'est trop compliqué pour qu'on ne s'y embrouille pas.

Le Docteur. — Détrompez-vous! on connaît la patrie de toutes les espèces d'animaux, de végétaux. Ne vous disais-je pas que nos céréales viennent toutes d'Asie? — On sait aussi que nos épices croissent dans les îles de la Sonde, le pays des serpents par excellence. Notre pomme de terre est originaire des Antilles. Les habitants du Mexique ne buvaient point de vin quand Cortès y est entré, ce qui signifie que la vigne ne s'y développait pas *naturellement*. En revanche, Cortès en rapporta des plantes nombreuses et inconnues en Europe : la *vanille*, le *cacao*, dont on fait le chocolat, comme vous savez.....

Jacques. — Et peut-être aussi le café, qui pousse si bien dans la Martinique?

Le Docteur. — Non. Le café n'a été introduit en Europe qu'au dix-septième siècle; en 1669 pour l'Angleterre; en 1671, deux ans après, chez nous, en France. Il venait d'Arabie, de Bourbon, de Ceylan; et, plus tard, le Régent le fit transporter aux Antilles, où il réussit très-bien à la Martinique, à la Jamaïque. Mais alors on n'était pas très-fort en géographie, on confondait l'Asie avec l'Amérique, on appelait tout cela *les Isles !*

JACQUES. — Certainement je ne dédaigne pas une bonne tasse de café à prendre le dimanche, au coin du feu, en famille; cela remonte les idées ! Cependant je ne penserai pas à classer cette plante-là parmi les aliments *indispensables.* Quoiqu'on en consomme beaucoup, ce n'est qu'une denrée secondaire, comparée au reste?

LE DOCTEUR. — Vous rirez, Jacques, si je vous donne à lire les notes des faiseurs de statistiques. Les Anglais sont très-occupés de ces chiffres ; ils prétendent que, dans leur Royaume-Uni, on boit en une année 30 millions de kilogrammes de thé, 15 millions de kil. de café, et 2 millions de kil. de cacao. Il est vrai que le thé est chez eux l'aliment national !

JACQUES. — Voilà qui passe mon goût. Du thé peut être utile quand on est malade, pour faciliter la digestion, dégager l'estomac; mais quant à en boire par agrément, jamais ! c'est de la tisane !

LE DOCTEUR. — Ne prenez pas le thé pour un régime indifférent : il est au contraire très-excitant. En analysant cette feuille séchée, on y observe une quantité de 2 p. 100 d'une certaine substancè blanchàtre, qui se retrouve également dans le café, dans le *cacao*, et qui est favorable au développement du système nerveux : on la nomme la *théine*. Si le thé consistait en une simple boisson d'eau chaude, non fortifiante, on ne verrait pas des populations considérables s'en abreuver trois fois par jour, du riche au plus pauvre, comme on le fait en Angleterre.

JACQUES. — Ce n'est donc point une affaire de mode réservée à ceux qui perdent le temps en devisant dans un salon pour finir la journée?

LE DOCTEUR. — Nullement. Pour l'Anglais, le thé forme un repas. Il est vrai qu'il y joint du jambon, du beurre et trop souvent du porter ; son climat l'exige. Il est intéressant de constater l'accroissement de nos modernes industries, selon que nos besoins augmentent. 1,500 millions de kilogrammes en thé, café, cacao, se tirent annuellement des différents points du globe. N'est-ce point merveilleux de penser que le thé croît en Chine, le cacaoyer [1] à 2,000 lieues de là, au Pérou, au Mexique, sur le versant des Cordillères ; le caféier, à Bourbon, à Ceylan ; et que partout, dans des pays si divers, ces plantes puisent dans l'air qui les fait vivre, dans la terre

[1] Un petit arbre dont le fruit, gros comme un melon, contient des graines nombreuses.

qui les porte, une même substance identique, utile à la nourriture de l'homme ! Le repas ne semble-t-il pas avoir été semé pour le convive par celui que notre grand poëte Victor Hugo appelle si bien : « Le Moissonneur de l'éternel été » [1] ?

JACQUES. — Ah ! oui, Dieu sème ; la terre est riche en moissons, tout pousse et nous aurions tous à manger selon notre faim si tant seulement nous avions la sagesse de gouverner nos ressources, sans abuser de ce qui nous revient !

LE DOCTEUR. — Doucement, Jacques ; ceci rentre dans nos leçons d'hygiène. — Mais assez causé pour aujourd'hui. J'ai deux malades à voir, il faut que je me hâte, car la nuit nous gagne vite en cette saison.

1. *Légende des Siècles.*

CHAPITRE XV

CE QU'IL EST BON DE BOIRE

Jacques. — Ce n'est pas l'embarras : on ne peut pas dire que ce soit une perte. A part ses enfants, qui est-ce qui regrettera le père Garnier, Monsieur ? — Un homme sans conduite, qui laisse sa raison au fond de la bouteille sans attendre les fêtes, ne peut être honoré ! Il ne faisait de mal à personne, et n'importe ! Aucun n'a pour lui la moindre estime d'honnêteté.

Le Docteur. — Comment voulez-vous, Jacques ! un vieil ivrogne fait plus de pitié que d'envie ; et qui voudrait lui ressembler ? Une décrépitude anticipée est le partage de ses dernières années. On s'étonne de le voir encore debout. Il achève dans la solitude une vie peu digne d'intérêt.

Jacques. — Un fort homme tout de même !

Selon la grand'mère, dans sa jeunesse, il ne s'en trouvait guère de pareil pour la vigueur et les jeux d'adresse, dans les foires et les assemblées. On se rangeait autour de la salle dès qu'il avait affaire à la danse ou à la lutte. Avec cela, point querelleur ni méchant... Mais petit à petit, il s'est donné à boire après la mort de sa défunte ; et son goût pour la société s'est bien changé aussi.

Le Docteur. — Sans cette belle constitution, croyez-vous que le père Garnier aurait résisté aussi longtemps à des excès journaliers ? que ses soixante-quinze ans l'auraient trouvé ingambe ? Il faut un coffre solide, allez ! pour supporter l'affreux régime abrutissant que l'habituelle ivresse impose ; et je ne conseille pas aux plus robustes d'en tenter l'épreuve !

Jacques. — Certes, c'est un vilain défaut ! mais croire qu'il nuise à la santé, c'est impossible ! On a tant d'exemples de vieux qui vivent dans la débauche, et de jeunes qui meurent dans la vertu ! Pour encourager à bien faire, Monsieur, il faut éviter de parler sur la vieillesse des ivrognes, — car, en général, ils sont éternels !

Le Docteur. — Quelle erreur est la vôtre, mon excellent ami ! Nier que l'existence humaine soit influencée par les actes qui l'accompagnent ou par ceux qui la précèdent, c'est nier l'évi-

dence. Le vice décime des populations entières :
on voit disparaître des races d'hommes dans les
pays où l'ivrognerie étend ses ravages, — tous
nos navigateurs ont observé ces résultats chez
les sauvages du Pacifique ; et sans aller si loin,
dans nos colonies des Antilles, où se cultive la
canne à sucre, le *tafia* qu'on obtient par la fer-
mentation de la mélasse, a été appelé le *poison
des noirs*, parce que les nègres en abusent cruellement [1].

JACQUES. — Monsieur, parmi ce qu'on boit
comme parmi ce qu'on mange, il y a du bon et
du mauvais, cela va sans le dire ; mais l'abus
est plus pernicieux souvent que la chose en elle-
même : sans quoi, on n'aurait point nommé *eau-
de-vie* une liqueur faite pour causer la mort ! Il
est probable, au contraire, qu'on a tout profit à
en boire peu, et qu'un homme se fortifie chaque
jour quand il en use modérément ; il n'y a que
le trop dont on doive se garer : —mais, en cela
comme en tout, n'est-ce pas ?

LE DOCTEUR. — Mais non ! Jacques, vous n'y
êtes pas, mon garçon ! Ce malheureux nom
d'eau-de-vie vous rassure à tort, comme tant
d'autres, et cependant les boissons alcooliques
sont nuisibles, très-nuisibles ! sinon mortelles,
et finissent par produire les plus certains dé-

1. *Conférences* du Dr Bouchardat, p. 44.

sordres dans l'économie. Voilà ce qu'il faut savoir : voilà ce que la science vient dire à ceux qui l'interrogent. — L'alcool est un *poison*; il ne fortifie pas les organes, il les surexcite et les force. Son absorption ne peut jamais s'accomplir sans dangers : et loin de faire vivre, il tue!

JACQUES. — Toujours, pour le père Garnier, il y a mis le temps, car on ne saurait nombrer les bouteilles d'eau-de-vie qu'il a avalées depuis trente ans. Il allait son chemin, un peu triste, un peu soucieux, sans rien dire à personne, mais enfin il n'était point malade, Monsieur! tout d'un coup, il est mort.

LE DOCTEUR. — Parbleu! les cas de mort foudroyante ne sont pas rares, vous pouvez m'en croire, et frappent avant la vieillesse! Mon confrère, le docteur Lallemand, major et professeur, rapporte dans ses ouvrages qu'il vit mourir en trente-deux heures un soldat ayant bu en cachette *un litre* d'eau-de-vie. A l'autopsie de ce pauvre diable, l'alcool se retrouva dans le sang, dans le foie [1], et surtout dans le cerveau, où l'action principale s'était exercée.

JACQUES. — Je ne dis pas : c'est folie de boire comme cela par excès; mais par-ci, par-là, un petit verre d'eau de-vie, je vous assure, Monsieur, en hiver surtout — et ce n'est pas pour

1. *Du rôle de l'alcool dans l'organisme,* p. 156.

ce que j'en consomme — mais là ! cela fait du bien ! cela réchauffe !

LE DOCTEUR. — Malheureux ! cela réchauffe, dites donc que cela brûle ! Approchez une allumette d'un bol de punch, d'un petit fourneau à esprit-de-vin, vous voyez la flamme bleue se propager, se développer... En un instant vous avez un feu qui brûle !.. Eh bien, l'alcool brûle de même dans les organes où il pénètre, et y produit, sur son passage, des effets désastreux !

JACQUES. — Ah sans doute ! à peine avalé il est probable que cela travaille à la façon de tous nos aliments pour suivre sa route dans le corps. Voilà ! avec vos scalpels vous avez la connaissance de tout , et la chimie vous aura aidé comme pour découvrir le fer dans le sang . Je suis sûr que vous y avez regardé, Monsieur, pour vérifier ce travail-là ?

LE DOCTEUR. —Oui, Jacques, j'y ai regardé ! Mais il n'est pas besoin d'étudier la médecine pour comprendre comment l'alcool affecte les organes des buveurs, comment il prépare lentement la ruine de leur santé, si bien qu'à la première maladie grave ils sont emportés. Cela se démontre de soi. Le meilleur ouvrier se croit sobre en prenant le matin un petit verre d'eau-de-vie : or *à jeun*, l'absorption est plus rapide et partant plus nuisible. L'estomac s'irrite de l'arrivée d'un liquide aussi violent, c'est tout simple! Bientôt l'ouvrier qui n'est point encore un buveur, s'étonne de voir s'altérer sa santé : il est pris de toux, de vomissements (de bile) quotidiens. Ce sont les débuts. Il continue de boire de plus en plus, car le dégoût des aliments le conduit à moins manger. De là, tout naturellement, l'amoindrissement graduel des forces.

Jacques. — En effet, les gens qui s'adonnent à la boisson mangent de moins en moins. La bru au père Garnier, qui cuit pour lui, disait qu'une miche lui faisait quinze jours ! De même pour la grande Colette qui par malheur boit son vin sans eau (et même souvent est tout à fait grise), le pain qu'elle mange en une année serait moissonné par un enfant. Elle n'y touche quasi pas... On ne sait de quoi elle vit....

Le Docteur. — Voilà deux exemples, Jacques; et constatez la différence entre Colette et le père Garnier — lui s'enivrant d'eau-de-vie, elle de vin ! Les désordres sont plus sérieux quand le liquide dont il est fait abus contient plus d'alcool. Mais, il est douloureux de s'en convaincre, le proverbe en général dit vrai : qui a bu, boira! car les ivrognes sont incorrigibles !

Jacques. — Dans le fond, un pauvre plaisir tout de même, surtout pour ceux qui fuient le cabaret et la compagnie, et s'enferment pour boire dans la solitude... Ils espèrent peut-être qu'on n'en saura rien !

LE DOCTEUR. — Ne le croyez pas, mon ami. Un être réduit à l'abjection de l'ivresse perd tout respect de soi même et ne se préoccupe point de mériter le respect d'autrui. — Une femme surtout, lorsqu'elle s'enivre, n'a plus ni conscience, ni dignité ! L'humanité devient alors bien inférieure à la brute ! On raconte l'histoire d'un misérable riche, qui revenait toujours ivre des foires et marchés où il avait affaire. Dans ce piteux état, endormi au bord des chemins, il fut plus d'une fois dévalisé, et l'eût été plus souvent encore si, son chien, qui veillait sur lui pendant son sommeil, ne l'eût défendu contre les voleurs! Qui des deux, je vous prie, était supérieur à l'autre, le maître abruti ou l'animal intelligent ?

JACQUES. — C'est vrai pourtant ! Monsieur, dans ce moment-là, l'homme valait moins que la bête... puisqu'il avait renoncé à sa raison !

LE DOCTEUR. — Précisément ! la raison est un don de Dieu qui impose à l'homme la responsabilité de son âme et de son corps. Or quel triste compte peut rendre de lui-même un idiot qui, dans l'ivresse, se soustrait à la conscience de ses actes ? il ne s'appartient plus !

JACQUES . — Mon Dieu oui ; pour un malheureux égaré par le vin, tout est fini, — il n'est point coupable de ses méfaits, car il ne sait plus ce qui lui arrive ; il va, il vient sans savoir où !

LE DOCTEUR. — Je pense qu'il est au contraire fort coupable, Jacques, celui qui se met dans le cas de nuire, même à son insu ; il accepte une dégradation physique et morale. En renonçant à la faculté de se conduire, de se diriger lui-même, en abdiquant sa liberté d'action, il n'est plus digne du nom d'homme. De même, soyez-en sûr, tout peuple qui abuse des liqueurs fortes ne saura jamais ni conquérir ni conserver sa liberté. — Pour être libre il faut d'abord *être*.

JACQUES. — S'ils le comprenaient, ceux qui boivent ne se laisseraient point abattre ainsi : — mais, petit à petit, ils perdent la direction de leurs jambes, puis l'usage de leur langue. Ils prononcent des mots sans suite, comme ils font leurs pas tout de travers... les idées s'en vont !

LE DOCTEUR. — Ah ! je ne suis vraiment pas fâché de vous entendre ainsi, mon brave ami, énumérer vous-même tous ces désordres musculaires pour lesquels vous réclamiez tout à l'heure l'examen de mon scalpel ! C'est bien l'ivresse, vous le voyez, qui procure la paralysie momentanée de la langue et des membres, — qui amène cette modification épouvantable dans la puissance active de l'ivrogne, — qui cause sa démarche chancelante, le tremblement de ses mains, l'hébétude de sa face, la fixité de son regard !! Jugez par ces troubles ce qui se passe au dedans — et ne me demandez plus comment l'homme qui s'enivre abrége sa vie !

JACQUES. — Un ivrogne, en effet, se trouve d'abord perdre la tête, et très-vite même ! la boisson lui monte au cerveau : il rougit, il se fâche ! il s'enflamme ! Le vin rend quelquefois très-méchant... Ah ! c'est vrai, Monsieur, ce n'est plus un homme !

LE DOCTEUR. — Les personnes qui contractent cette funeste habitude de boire, peuvent demeurer longtemps sans soupçonner le mal qu'elles se font à elles-mêmes, — sans remarquer l'abaissement graduel de leurs facultés. Mais il est constant qu'on *use* sa vie au régime abrutissant des liqueurs fortes. L'estomac d'abord révolté, se couvre peu à peu d'ulcères ; le foie, le cœur reçoivent à leur tour le liquide ardent que le sang charrie et contractent des maladies souvent inguérissables ; enfin le poumon se hâte de s'en débarrasser et le chasse au-dehors par la respiration. Vous savez combien un homme qui a bu sent le vin, l'eau-de-vie ?

JACQUES. — Puisque cela se reconnaît en lui disant bonjour ! il nous souffle tout de suite la mauvaise nouvelle de sa manière de vivre...

Le Docteur. — Et son souffle ne le délivre pas encore de l'hôte nuisible qu'il a logé en lui! Lancé vers le cerveau par la circulation, l'alcool souvent y détermine soit la folie, l'épilepsie, soit quelque maladie *aiguë* qui termine les maux du buveur et ses faiblesses!

Jacques. — On ne prévoit pas tous ces résultats-là, Monsieur, quand on se met à goûter les liqueurs, tantôt chez l'un, tantôt chez l'autre, en buvotant un petit coup à droite, à gauche! C'est comme cela qu'on y prend goût! — Et il en faut convenir aussi : les uns supportent une forte dose, et d'autres braves gens, pour un verre d'extra, vont se trouver hors les gonds!

Le Docteur. — Pour tous nos aliments, l'habitude, il est vrai, modifie les capacités digestives; car le docteur Magnus Hus nous apprend, qu'en Suède, il est fréquent de voir des ouvriers absorber un *demi-litre* d'eau-de-vie par jour sans en paraître incommodés. Seulement, les maladies de cerveau sont extrêmement communes dans cette classe de buveurs, dont la vie est considérablement abrégée. La nature, quoi qu'on fasse, retrouve toujours ses droits. En trois ans, de 1848 à 1850, ce célèbre docteur eut à soigner dans son hôpital de Stockholm cent trente-neuf ivrognes devenus malades par intempérance [1].

____

1. *L'eau-de-vie et ses dangers,* p. 112. H. Junod.

JACQUES. — Monsieur ! nous en avons moins chez nous. Sans doute le froid de ces pays du Nord est cause qu'on y boit plus qu'en France, ce qui m'étonne, car, en définitive, ils n'ont pas nos belles vignes !

LE DOCTEUR. — Et les distilleries, mon cher Jacques, qui fabriquent annuellement en Suède deux cent millions de litres d'eau-de-vie ! Qu'en dites-vous ? dans une contrée de trois millions d'habitants ! aussi la race y dégénère[1]. En Prusse, on supplée à l'absence de vignobles en distillant chaque année le grain qui suffirait à nourrir un million et demi d'habitants, et les pommes de terre qui en alimenteraient quatre millions. On songe à boire plus qu'à manger.

JACQUES. — S'il y a du bon sens ! mettre son pain en eau-de-vie ! mais c'est abominable et c'est offenser Dieu ! Ah ! chez nous, Monsieur, on se grise plutôt avec le jus du raisin ; on ne voudrait point de ces drogues-là, car cela doit être terriblement mauvais, leur eau-de-vie de grain ?

LE DOCTEUR. — L'industrie falsifie partout, et c'est déplorable. Pourtant notre chère patrie n'en est pas tombée, sous le rapport de l'ivresse, au degré d'avilissement des Etats-Unis d'Amérique, où, sur trois cent soixante-quinze mille

1. *Conférence populaire* du pasteur H. Junod, p. 74.

ivrognes, il en meurt annuellement trente-sept mille cinq cents[1] ; — de l'Angleterre où la seule ville de Londres dépense *chaque* année 75 millions de francs en liqueurs fortes et compte six cent quarante-neuf fous, abrutis par la boisson ; — de la Suède enfin, où se consomme en moyenne quatre-vingts litres d'alcool par personne et par an. Les admirables richesses vinicoles dont la Providence nous a dotés devraient nous tenir saufs de ce vice hideux de l'alcoolisme ; — non que j'aspire à mettre mon pays au régime de l'eau, chose impossible en raison de l'excellence même de nos vins. — Je voudrais simplement qu'une meilleure hygiène fît d'abord délaisser l'absinthe par nos populations plus éclairées, plus intelligentes! Voilà mon rêve, Jacques, ma haute ambition!

JACQUES. — Vous avez raison, Monsieur : quant à rendre nos Français buveurs d'eau, on n'en viendrait jamais à bout! — Cependant on peut leur expliquer comme quoi le vin est plus sain que l'eau-de-vie, — et meilleur aussi, à vrai dire!

LE DOCTEUR. — C'est un aliment de première nécessité : nous en sommes convenus, vous le savez, plus d'une fois. Pour le travailleur qui dépense beaucoup de forces, le vin, pris en juste mesure, est un excellent auxiliaire de la viande :

1. Pasteur H. Junod, p. 77.

— (régime dont nos paysans sont hélas! souvent privés!). Le vin est bien préférable pour le marin à l'eau-de-vie (que les difficultés de l'emmagasinage forcent à lui donner presque toujours [1]), — témoin ce fait de deux vaisseaux croisant dans les mers du Sud. Le navire français, pourvu de vin, vit son équipage exempt du scorbut : et, dans les mêmes parages, par le même gros temps, le navire anglais eut à bord la maladie, ses matelots étant soumis à la ration d'eau-de-vie ! De même le capitaine Ross attribue à son abstinence des liqueurs fortes d'avoir échappé aux maux d'yeux qui affectèrent, pendant un de ses voyages, tous les hommes de son équipage [2]...

Jacques. — Tout à l'heure, Monsieur, vous avez nommé l'*absinthe* : on la boit peu par ici. N'est-ce pas une sorte d'anisette verdâtre, qu'ils boivent à la ville par grands verres, avec de l'eau ? Messieurs les officiers en paraissent amateurs, aux cafés sur la place, avec leur cigare : cela sent bon, par exemple !

Le Docteur. — Gardez-vous, mon cher Jacques, de ce fatal *poison vert*, qui se fabrique avec 70 *pour* 100 d'alcool ! et qui, de plus, est souvent falsifié par une addition de sulfate de

1. Dr Bouchardat, p. 17.
2. Michel Lévy, *Hygiène*, p. 392.

cuivre (*vitriol bleu* [1]). L'absinthe a décimé notre armée d'Afrique *plus* que les balles des Arabes ! Un homme qui se livre à l'absinthe est un homme perdu... il ne dépasse guère trente-cinq ans ! car je ne lui prédis point les désordres lents et gradués qui minent les forces du buveur d'eau-de-vie. Non ! une décrépitude prématurée le courbe et le ruine, — la folie furieuse l'atteint et nous le voyons périr dans un accès de *délire tremblant*. C'est une hideuse abjection ! Toutes les hallucinations possibles résultent de cette affreuse ivresse, — elle se change en passion violente, irrésistible. Trois frères, officiers tous trois dans des corps d'élite, sont morts ainsi très-jeunes. — On dit d'eux : *L'absinthe les a tués !* — Voilà certes une fin bien peu honorable et qui sert *mal* la patrie. — Une triste mort, celle-là !

Jacques. — Et comment un breuvage aussi nuisible est-il mis en vente chez les marchands ? On devrait le supprimer, Monsieur, en interdire le débit... Ainsi on sauverait le monde de cette méchante tentation !

Le Docteur. — Mon bon ami, ce qui nous sauve, c'est nous-mêmes. Aucune loi, aucune mesure de police ne peut empêcher un homme de se jeter dans la rivière quand il passe sur

1. Louis Figuier, *Année scientifique*, 1862, p. 337.

un pont !... A lui de s'informer si la rivière est profonde et s'il doit s'y noyer. C'est son affaire ! — Les propriétés meurtrières de l'absinthe étant signalées, ma foi ! bien fous sont ceux qui l'achètent pour la boire !

Jacques. — Les gens diront : Il faut bien se désaltérer autrement qu'à la fontaine ! on a des liqueurs, des boissons de toutes sortes, c'est sans doute pour les consommer ! Par exemple, au pays normand, il se fait du cidre en masse, ce qui ne serait pas de mon goût... Eh bien, ils en boivent, paraît-il, jusqu'à se griser !

Le Docteur. — Le cidre ! diable, monte à la tête comme toutes les autres boissons *fermentées !* Il faut même s'en défier — parce que, dans les années humides, les pommes n'atteignant pas une bonne maturation, le cidre ne se clarifie pas bien, et on a recours alors à un moyen dangereux : on le clarifie à l'aide de l'*acétate de plomb,* qui empoisonne ensuite les buveurs. Là, comme en tout, il faut de la prévoyance ! — Nos départements du Nord et du Rhin font un énorme usage de bière ; aimez-vous cela, Jacques ?

Jacques. — Monsieur, je n'en ai bu qu'une fois dans ma vie ; c'est une mauvaise denrée ! Je céderais volontiers un tonneau de bière pour une bouteille de bon vin !

Le Docteur. — Tout le monde n'est pas de

12.

votre avis! C'est un aliment des plus salubres, utilisé déjà par nos grands parents de la Gaule, avant les Romains, — enfin dans la vraie antiquité! Vous savez que la bière comporte un mélange d'orge et de houblon. Pas plus que du vin, il n'en faudrait abuser, car elle aussi détermine l'ivresse. — Les 2 millions d'habitants de Londres en consomment environ 4 millions d'hectolitres [1] par an, et la Belgique 8 à 9 millions. — A Paris la consommation n'est guère que de 500 mille hectolitres — notable différence ! En un mot, mon ami, la conclusion de tout ceci, est qu'il faut se garder des abus de boissons qui amoindrissent nos facultés, abrégent nos vies, et dégradent une race !

Jacques. — C'est là, Monsieur, qu'est le vrai crime, si les vices des pères se retrouvent dans les enfants, comme dit l'Écriture, jusqu'à la quatrième génération ! !

Le Docteur. — Les conséquences n'en sont pas douteuses. « Un ivrogne, a dit Amyot, n'engendre rien qui vaille. » Ses enfants, de chétive apparence, malingres, souffreteux, sont voués quelquefois aux convulsions, à l'épilepsie. D'ailleurs, sans attendre leur développement, la misère les prend au berceau. Quel est, en effet, mon cher Jacques, le ménage de l'ivrogne?... La

1. Dr Bouchardat, p. 40.

femme en haillons, pauvre créature maltraitée !
les petits sans pain... le père lui-même finit à
l'hospice ou en prison [1]. « Il faut plus d'argent,
dit Franklin, pour nourrir un vice que pour
élever trois enfants ! »

JACQUES. — Vous me croirez si vous voulez,
Monsieur ! je pense très-souvent en moi-même
dans la reconnaissance de mon cœur : « Ta
grand'mère Toinon est une brave femme, forte,
saine, et béni soit Dieu, tes enfants tiendront
d'elle un bon tempérament et cette humeur
tranquille des gens honnêtes ! »

LE DOCTEUR. — Certes oui ! Jacques vous pouvez remercier le ciel, car le plus beau des héri-
tages, bien supérieur à la fortune ! c'est un sang
pur qu'on transmet sans vergogne à ceux qui
vont continuer notre vie. Mais apprenez à vos
fils que telle ils ont reçu de leurs parents cette
vigueur de constitution, telle ils devront la
transmettre un jour à leurs descendants. Ils
sont responsables de ce bien-là, autant et plus
que de la possession d'un champ ; — car sans la
force du poignet qui laboure, le champ resterait
improductif. — « Tant vaut l'homme, tant vaut
la terre ; » on le sait ! A revoir ! Jacques, à revoir.

---

1. A Bicêtre en 1839, il y eut, sur 938 entrées, 135 victimes de
l'alcool. — D'après le Dr Parchappe, sur 176 aliénés admis à Cha-
renton, 60 cas doivent être attribués à l'alcoolisme.

CHAPITRE XVI

COMMENT PROLONGER LA VIE

JACQUES. — Certainement, Monsieur, ce que nous disions l'autre jour sur la nourriture et les usages des pays divers est bon à se mettre dans l'esprit; on y trouverait son avantage si l'on voyageait... mais, en fin de compte, avec toutes ces observations sur l'un et sur l'autre, vit-on plus vieux que dans le temps passé? Je ne le crois pas; et voilà ce que j'appellerais un progrès!

LE DOCTEUR. — Mais, mon ami, détrompez-vous! On vit plus longtemps, on vit *mieux* qu'autrefois! La preuve en est acquise. C'est l'hygiène qui amène ce résultat merveilleux d'accroître la durée de la vie, d'augmenter la résistance individuelle et de favoriser le développement des sociétés.

JACQUES. — Eh bien, ce n'est pas ce que disent les anciens. Chez nous, et ailleurs, on les entend répéter que les pères ont mieux valu que leurs enfants; qu'ils étaient solides et superbes; qu'ils se moquaient des maladies ; enfin, à les croire, tout irait en dégénérant!

LE DOCTEUR. — A cela il n'y a qu'une réponse à faire : c'est par des chiffres qu'il faut raisonner les gens. Il y a cent ans, la vie moyenne était de vingt-huit ans [1] ; elle est actuellement de quarante ans. Il y a cent ans, mille vivants fournissaient chaque année trente-cinq morts ; ils n'en donnent plus que vingt-trois.

JACQUES. — C'est curieux tout de même qu'on ait pu faire ces calculs-là avec sûreté, et c'est bien utile à savoir. Et pour lors, Monsieur, tout dépendrait, pour vivre longtemps, de la manière de se nourrir?

LE DOCTEUR. — La santé dépend de la manière de vivre; car vous entendez bien, Jacques, que nul ne songe à mettre tout le monde à la même ration ! C'est à chacun de se connaître, d'étudier ses actes, pour arriver à *manger*, *boire* et *dormir*, selon sa fatigue et ses besoins, tout en ménageant sa bourse et en exerçant son état.

JACQUES. — Et comment voulez-vous qu'on pense à vivre d'une façon plutôt que d'une autre,

1. D͜r Ulysse Trélat.

quand il y en a tant qui n'ont pas de quoi vivre du tout ?

Le Docteur. — Hélas ! je le sais, mon cher Jacques ! La misère est un mauvais conseiller ! Cependant ceux qui boivent, par exemple, ont généralement de l'argent dans leur poche quand ils satisfont leur hideuse passion. Ils boivent disent-ils, pour s'étourdir ! Mais rien n'excuse l'ivresse, qui dégrade l'homme et le détruit. Les malheureux qui s'y livrent ne savent pas que tel spiritueux tue aussi vite que l'*acide prussique*, ce violent poison ! Aussi on affirme avec vérité que « l'homme ne meurt pas : il se tue. »

Jacques. — Allez, Monsieur, on ne se grise guère avec de la piquette, au village ! On s'anime le dimanche, je le veux bien, quand les têtes sont montées, après deux ou trois parties ; mais ce n'est pas une bouteille de plus ou de moins qui fera périr un homme !

Le Docteur. — Le billard est un lieu malsain, rendez-vous de mauvaise compagnie, et je voudrais vous voir tous, de préférence, exercer votre pompe à incendie le jour du repos, au lieu de vous attabler à boire. Je ne trouve rien de semblable ici, pourtant, à ce qui se passe dans les villes, où les *influences sociales* se manifestent dans les agglomérations d'individus. Toute population ouvrière dans les manufactures, toute réunion de militaires dans les casernes, constitue un foyer déplorable, où éclatent les maladies.

Jacques. — Sans doute les quartiers ne sont pas aussi étouffés les uns que les autres; d'ailleurs, ce Paris est si grand! A-t-on remarqué une différence, Monsieur, en raison du nombre d'habitants de la capitale, et les maladies y sont-elles plus fortes par place?

Le Docteur. — Précisément; je tenais hier un rapport concernant la situation sanitaire de notre grande cité en 1865; il contient des chiffres qui peuvent vous intéresser. La mortalité y a été de 13.5 pour *mille habitants* dans les arrondissements du Louvre, de la Bourse, du Temple et de l'Opéra; et de 31,3 pour 1.000 aux Batignolles, à Montmartre, aux buttes Chaumont, à Ménilmontant, où se trouvent les pauvres habitations encombrées [1]. La différence est notable, comme vous voyez, et mérite qu'on la signale.

Jacques. — Toujours la même chose! toujours les riches plus heureux que les pauvres! Il y a longtemps que cela est connu. N'importe; le travail des médecins n'est pas à dédaigner : chacun en profite, petit à petit.

Le Docteur. — L'importance de leur rôle est grande et sacrée, puisque la vie humaine est

1. D**r** Ulysse Trélat. *Chaire d'hygiène*, p. 233-240.

confiée à la science, dont ils sont les interprètes. Mais, dites-moi, Jacques, les médecins peuvent-ils empêcher la gourmandise de ceux-ci, la sottise de ceux-là, l'ignorance de tout le monde? Quand ils ont signalé les inconvénients et les moyens de les éviter, peuvent-ils être responsables de tout ce qui se fait contre leurs avis?

JACQUES. — Pour les écouter il faudrait déjà les comprendre, et cela demande une certaine instruction, à moins qu'ils ne se mettent comme vous, Monsieur, à ne point *parler latin!* — Quant à la longueur de la vie, je m'étonne si l'homme des bois, qui court en liberté sans piocher la terre, ne parvient pas à un âge avancé! Je me représente un peu ce que les Écritures content de tous ces patriarches qui sont devenus si vieux, tels que Jacob... Sûrement c'était grâce à leur existence errante. De nos jours, les sauvages les imitent.

LE DOCTEUR. — Mon cher ami, dès l'origine les forces de la nature ont été mises au service de l'homme par son Créateur ; mais faute de savoir les utiliser ou les combattre, il y succombait. Entouré de ces *influences naturelles*, dont la plupart lui étaient nuisibles avant qu'il apprît à les dompter, il a dû consacrer ses forces à la lutte incessante — cela pendant des siècles ! C'est par la lutte que s'acquiert la faculté de la résistance.

Nous qui arrivons à l'heure où l'humanité est majeure, nous profitons de l'expérience acquise par les sacrifices de nos devanciers. Quel temps s'est passé, Jacques, avant qu'un moulin, étendant ses ailes, utilisât la *force du vent* pour moudre le blé en farine !

JACQUES. — Et le vent soufflait depuis les commencements ! Et l'eau donc ! Combien de temps les rivières ont-elles coulé avant que les hommes aient connu le moyen de chauffer la vapeur qui pousse les chemins de fer et fait tourner les machines ! A la longue, on s'accoutume à ces choses, qui servent tous les jours ; on ne réfléchit plus assez aux efforts qu'elles ont demandés.

LE DOCTEUR. — Croyez-vous que le pâtre, en gardant les premiers troupeaux, ait supposé jamais, quand l'orage lui faisait peur, que le jour viendrait où l'habitant de notre Europe saurait mettre le tonnerre en bouteille, et enverrait l'*éclair* à sa guise porter de ses nouvelles en Chine, en Amérique, et correspondrait autour de la terre à travers la mer elle-même ?

JACQUES. — On peut le dire, Monsieur, c'est une fameuse merveille tout de même, d'avoir *utilisé* le tonnerre ! personne ne pouvait s'y attendre. Mais une merveille aussi grande et qui vaudrait, à mon avis, tous nos télégraphes électriques, ce serait d'empêcher qu'il nous foudroie quand il tombe avec le feu du ciel.

LE DOCTEUR. — Qui sait? Peut-être en viendrons-nous là et parviendrons-nous à commander à la tempête! Il ne faut jurer de rien, mon ami. Combien d'*influences naturelles*, en apparence hostiles, sont devenues profitables à nos existences et en prolongent la durée! Cela est démontré. D'autre part, si la vie sauvage est pleine de périls, la vie sociale qui offre plus de sécurité présente en même temps de réels dangers. En se mettant en société, les hommes ont échappé aux inconvénients de la solitude; ils ont trouvé la force dans la réunion, mais en créant, par cette réunion même, une foule de maux qu'il leur faut corriger.

JACQUES. — Tous ces raisonnements sur la santé, sur la vie et la mort, sont d'invention moderne, Monsieur, je le suppose. Ce sont les savants en chimie, en physique, en astronomie, à qui on doit cela? Ils auront découvert cette façon de se conduire que vous appelez *l'hygiène* en étudiant les qualités de la terre entière, avec ce qu'elle renferme.

LE DOCTEUR. — Erreur! mon bon ami, erreur! Si vieille que soit la race humaine, l'hygiène est une science aussi vieille qu'elle. L'homme qui le premier s'est efforcé de résister aux éléments a fait de l'hygiène — sans s'en douter, c'est possible. Depuis lors, il lutte de père en fils ; son séjour terrestre lui est devenu familier ; il connaît à peu près toute la surface de la terre, mais il est encore très-inhabile à profiter de tout ce qu'elle lui offre en bien, très-incapable de se soustraire à toutes les causes de destruction qu'il y rencontre. A peine s'il admet que son intérêt soit de fixer sa demeure ici ou là, ce qui pourtant est élémentaire.

Jacques. — Si, Monsieur ; on assainit dans les maisons tant qu'on peut, je le vois. Quelle différence avec mon enfance ! Plus de toits de chaume — de la tuile en place partout. Et les chambres par bas, quand on y couche, sont carrelées. Chez ma grand'mère Toinon, ce n'est déjà pas si vieux ! on marchait sur la terre, quand elle avait sa maison en face le gué, vous savez ?

Le Docteur. — Une pauvre cabane, sombre, humide, où la mère Toinon souffrait de grands maux d'yeux ! — Il y a progrès, Jacques, dans vos constructions, je suis loin de le nier. Mais ce qui détermine avant toutes choses la *salubrité* d'une ville, d'une habitation quelconque, c'est le point géographique où elle est située. Telle ou telle condition de terrain est fatalement mauvaise ; il m'est arrivé d'en juger par moi-même. En 1845 je parcourais l'Italie, et je suivais la belle route de Rome à Sienne, le pays le plus pittoresque qu'on puisse voir ! en apparence le plus sain. Sur les bords du lac de Bolsena, au moment de gravir une rude montée dans les châtaigniers, mon voiturin nous fit traverser un village complétement abandonné. « Pourquoi, lui dis-je, toutes ces maisons désertes ? que s'est-il donc passé ici ? — Ah ! signor, me répondit Pietro, tout le monde mourait de la fièvre, en bas, sur le lac. On a grimpé la côte, le village est rebâti là-haut, au grand vent — *una venduta senza compagna* — et la maladie est envolée ! »

Jacques. — On n'a jamais rien vu de pareil ! Un pays qui déménage en masse et s'en va habiter un autre endroit ! Cela exige une terrible résolution !

Le Docteur. — Il avait bien fallu prendre un parti, puisque la population était décimée par la fièvre, en grand nombre, et peut-être depuis fort longtemps ! Le Pietro, du reste, dans son italien coloré, n'avait rien exagéré ; on jouissait d'une *vue sans pareille* au sommet de la montagne. — En plein soleil, en pleine lumière, à l'air salubre des grands bois parfumés de genêts, le nouveau village de San-Lorenzo possédait toutes les conditions nécessaires à la santé de ses habitants.

JACQUES. — C'est égal, Monsieur, pour émigrer comme cela, tout un peuple à la fois : pour renoncer à ses maisons et en rebâtir d'autres ailleurs, il faut en être arrivés à désespérer de tout !

LE DOCTEUR. — Certes, ce n'est pas en un jour qu'une localité est reconnue malsaine. L'expérience seule démontre en quoi tel site sera trop humide en raison du sol (bon à drainer), tel autre trop près des bois, qui le privent d'air. Les influences naturelles qui nous entourent de toute part sont avantageuses ou pernicieuses ; dans l'un et l'autre cas, nous sommes très-coupables lorsque nous oublions de modifier à notre profit celles de ces influences qui sont accessibles à notre volonté. Ainsi nous orientons mal notre maison ? Nous n'établissons pas de jour sous le plancher ? Nous n'ouvrons pas un nombre suffisant de fenêtres ? Ces précautions, négligées, diminueront d'autant la résistance que les habitants d'une telle maison auraient opposée aux maladies.

JACQUES. — Si je ne me trompe, Monsieur, les choses que nous avons à observer se séparent facilement. Mettons d'un côté celles que Dieu nous envoie dans la nature, qui nous fait vivre en santé ; — d'un autre côté, rangeons les inventions des hommes, où se trouve du mal aussi souvent que du bien.

LE DOCTEUR. — Bravo, Jacques ! vous voilà passé

maître ! Car vous distinguez net les influences naturelles des influences sociales. Elles sont, en effet, très-opposées. Quand je vous recommande de faire entrer l'air pur par la fenêtre, c'est une *influence naturelle* dont je vous enseigne l'utilité ; quand, au contraire, je vous signale le danger qu'offre une salle de spectacle par l'atmosphère corrompue qu'il y faut respirer, je vous prémunis contre une *influence sociale* qu'il est nuisible de subir.

Jacques. — Alors, Monsieur, les préceptes sont bien différents selon les pays et les professions ? pour ceux qui vivent en troupe nombreuse, ou pour les gens isolés ? Nous autres, nous sommes à l'abri des encombrements ; on ne couche point les uns au-dessus des autres dans les maisons de paysans, tel qu'à Paris.

Le Docteur. — Aussi, mon ami, est-ce à la campagne que se trouvent réunies les conditions les plus favorables au développement de l'individu. Vous vivez au milieu d'une atmosphère que la végétation renouvelle et entretient sans cesse ; vous buvez de l'eau pure que n'ont pas souillée les égouts des villes ; votre sol est sec et bien assez fertile pour vous donner en abondance des aliments sains, votre travail aidant, bien entendu !

Jacques. — Il faut de l'eau, et encore n'en

faut-il pas trop ; car là-bas, sur la rive de votre lac d'Italie, Monsieur, les gens en avaient la maladie. D'où cela venait-il ?

Le Docteur. — Les émanations putrides que produisait un terrain marécageux, résultaient de la pente mal calculée, en raison du voisinage trop immédiat du lac. Un cours d'eau eût été bien préférable. Voyez votre meunier : il demeure sur la rivière même, et sa famille est florissante, j'espère ! Il a des enfants frais et vigoureux ; avec les vôtres, ce sont des intrépides !

Jacques. — Ne m'en parlez pas, Monsieur, de vrais diables, on ne peut pas en jouir ! Quand ils sont avec ceux du moulin, il n'y a pas de folies qu'ils ne fassent. On pêche aux anguilles, aux écrevisses avec des balances. Les aînés nagent déjà, hiver comme été, rien ne leur fait d'abord ! ni le chaud ni le froid ; la mère a beau crier !

Le Docteur. — Laissez donc, ils en deviennent plus forts ! Croyez-vous que les enfants roses des villes sachent donner un coup de poing ou dénicher un merle aussi gaiement que vos bambins ? Voyez, ensuite, quels hommes cela nous fait ! Dans un milieu factice on souffre des logements étroits ; des chambres basses et trop peuplées ; de la privation d'air, de lumière et d'eau. On souffre tous maux par ânerie, et le pis est que la foule ne s'en préoccupe nullement, bien qu'elle y soit directement intéressée !

Jacques. — Martin, en rentrant du service, disait qu'on est mal dans les chambrées de soldats, qu'on y étouffe de mauvaise odeur.

Le Docteur. — Comment en serait-il autrement ? Dans une pareille agglomération d'hommes, l'air est vicié par la respiration, par les émanations de tous ces êtres entassés ! Une condition funeste à la vie de ces pauvres gens, c'est aussi leur embarquement à bord des vaisseaux, quand on les expédie loin de France ! Heureusement, sur la vague, on est battu du vent, qui purifie ! et le matelot, à grands coups d'éponge, lave sur le pont les souillures chaque matin — et se lave lui-même.

Jacques. — Ah ! oui, les matelots sont plus propres que les soldats, leur discipline l'ordonne, à ce qu'il paraît. Martin nous conte cela, quand il rappelle sa campagne de Chine ; pauvre diable ! en revenant il a pris le *scorbut*, car c'est long, ce voyage-là !

Le Docteur. — Et pendant des semaines, des mois, ce régime fâcheux d'alimentation insuffisante amène des désordres, des maladies de foie. Chaque métier comporte de certains dangers, qu'on ne peut fuir ; on peut au moins par la sagesse de la conduite, en atténuer un grand nombre.

Jacques. — Mais qui nous force, Monsieur, à accepter ces maladies comme suite de dangers nécessaires ? Selon moi, rien n'oblige à s'en aller sur l'eau salée à perte de vue! si ce n'est pour les voyages de découvertes, qui sont utiles, je trouve bien fous ceux qui s'embarquent si loin !

Le Docteur. — Ce n'est pas vous, mon brave Jacques, qui oublierez la solidarité du devoir : travailleur vous-même, restez plutôt reconnaissant envers le travailleur, quel qu'il soit. — Ce bon feu de houille où se prépare le souper de la famille, et dont la chaleur répand le bien-être dans la case, qui vous le procure? Vous le devez à ces mineurs courageux, qui vivent cachés à des profondeurs inouïes, exposés aux gaz mortels dont les explosions font tant de veuves et d'orphelins ! — Sur mer, sous terre — partout, à toute heure — l'homme travaille et se dévoue, consolante pensée pour celui qui veut se dévouer à son tour !

Jacques. — Et comment n'avoir point pitié, Monsieur, de tant de malheureux ! Ces ouvriers abandonnés au fond des puits de mines ; nos marins, noyés en mer ; nos enfants, écrasés dans les batailles, sans qu'on sache seulement pourquoi on s'est battu !... Ah ! je déplore tant de morts violentes ! — D'abord, cela fend le cœur. On se dit : cet homme-là aurait pu rester dans son village, se marier, vieillir entouré des siens ; et, à la fin de son âge, s'en aller de sa belle mort, comme il plaît à Dieu ! Sans doute, c'est beau de se dévouer, de se sacrifier, j'y consens. En attendant, celui qui a la chance d'amener un bon numéro et de ne point partir soldat, est et sera toujours digne d'envie ! C'est mon opinion.

Le Docteur. — Hélas ! mon cher ami, tout homme qui veut mériter sa propre estime doit préférer le devoir à la vie, je n'ai pas à vous l'apprendre, et consacrer ses forces au service des autres. S'il vient à périr dans l'accomplissement de son devoir, croyez-le, ce n'est pas un homme à plaindre ! — D'ailleurs, avec toute votre sagesse, que la cloche sonne, qu'il faille courir au feu cette nuit, vous serez le premier en tête, il n'y aura plus ni femme ni enfants... Je vous connais !

Jacques. — Monsieur, je ne dis pas, dans ces moments-là, on s'oublie..... on n'en est pas maître.....

Le Docteur. — Allons, allons, c'est ce que je voulais dire, et c'est ma foi bien heureux qu'on s'oublie pour le bien public ! Où en serions-nous si chacun réfléchissait à ses affaires personnelles, quand il s'agit de faire acte de bon citoyen ?

CHAPITRE XVII

EN TEMPS D'ÉPIDÉMIE

Le Docteur. — J'accepte, mes amis, j'accepte ! puisqu'il me faut partir brusquement, vous me rendez un vrai service de me conduire à la ville pour en ramener ma voiture. Nous nous mettrons en route à onze heures juste, car je veux prendre le train de midi, qui me met chez moi pour dîner.

Jacques. — N'ayez pas peur, Monsieur, en trois quarts d'heure nous serons rendus. Votre jument grise marche bien ; elle monte toutes les côtes au trot. Nous n'avons qu'à nous laisser mener : avec elle, le fouet ne sert pas !

Rosalie. — Et c'est pourtant vrai que vous vous sauvez comme cela, Monsieur ! Je ne voulais pas écouter Claude quand il me l'a dit. Il a fallu de bien mauvaises nouvelles pour vous rappeler si vite à Paris !

Le Docteur. — Peu de chose, j'espère, ma bonne ; une recrudescence dans la maladie m'est signalée ce matin et, comme de juste, je m'en préoccupe ; mais dans cette saison, on n'a pas à craindre une violente épidémie ; — elle ne gagnera pas les campagnes, rassurez-vous.

La mère Toinon. — Eh bien, mon cher ami, votre Paris est un pays de malheur où l'on a tou-jours ces menaces de mort ! que n'allez-vous y prendre votre femme et vos enfants pour vous en venir avec eux finir l'hiver bien tranquille-ment dans votre bonne maison du village ? A votre place, j'aurais tôt fait.

Jacques. — Qu'est-ce que vous dites donc là, grand'mère ? et tous ceux qui souffrent là-bas, par qui seront-ils soignés si leurs médecins s'en vont ?

Claude. — Cela nous fait de la peine tout de même de vous savoir dans le danger, Monsieur ; mais on comprend, c'est votre devoir, tout comme les militaires. Ils vont à la bataille et vous à la maladie, voilà la différence !

Rosalie. — Pourvu que vous n'y attrapiez rien en vous dévouant pour le monde ! et pourvu que ces misères-là ne viennent pas par chez nous, d'abord que vous serez loin ! Ces

grandes fièvres d'épidémies, ces dyssenteries-
là, sitôt que cela vous prend, on est autant dire
perdu ! — et cela se gagne, encore !

Jacques. — Le plus malheureux de tout, c'est
d'en avoir peur : car avec un peu de sang-froid,
on parvient bien encore quelquefois à s'en tirer,
Monsieur, n'est-ce pas ?

Le Docteur. — Il n'y a pas de doute ! — D'ailleurs, à l'invasion d'un mal, il ne faut jamais
débuter par le croire mortel : surtout il ne faut
pas, entre voisins, redouter la contagion ! sans
quoi vous jetez le manche après la cognée, vous
plantez là un pauvre diable de malade, et vous
vous fuyez les uns les autres ! La belle affaire
quand la panique s'empare d'un pays ! — N'a-
vons-nous pas vu, en temps de choléra, des
fous qui croyaient les fontaines empoisonnées,
et *même* les rivières ! qui renversaient les bouti-
ques des pharmaciens ! — Toutes ces démences-
là viennent de l'ignorance.

Jacques. — J'aimerais tout de même mieux
vous savoir ici que là-bas, Monsieur, car s'il
nous arrive des accidents dans la famille, on
criera vitement : c'est la maladie ! — Dans ces
mal à l'aise si brusques, je ne vois toujours rien
de mieux que de mettre nos gens dans le lit tout
de suite ! et de faire transpirer à force, sous

les couvertures... en attendant le médecin, bien entendu !

LE DOCTEUR. — La précaution est excellente en toute hypothèse : un grand nombre de maladies n'ont pas d'autre point de départ qu'un refroidissement négligé, dont on aurait eu raison avec des procédés rapides : — cependant il ne faut pas non plus étouffer son malade sous prétexte de lui rendre service ! — Rappelez vos souvenirs : nous avons assez souvent causé ensemble de la *production* de la chaleur animale, mon cher Jacques, pour qu'il me soit inutile de vous démontrer combien les vêtements ajoutés sur le corps ou sur le lit sont insuffisants quand il s'agit de réchauffer un homme qui grelotte. Pour combattre un frisson, faites boire au malade une ou deux bonnes tasses d'infusion brûlante ; en même temps, entourez-le de bouteilles en grès remplies d'eau très-chaude. — Cela seul a de l'efficacité, car les habits servent à maintenir la chaleur et ne la produisent pas.

ROSALIE. — Comment donc que les oreillers ne donnent pas de chaleur, Monsieur ! J'aurais cru qu'il n'y avait rien de meilleur, pour réchauffer, que la plume et le duvet des oiseaux !

LE DOCTEUR. — Allons, ma chère fille, tirons cette question-là au clair à nous deux : elle en vaut la peine. Les lits d'une maison, les matelas, les édredons et le reste, sont-ils chauds le jour ou la nuit, dites-moi, Rosalie?

Rosalie. — Dame, Monsieur, à l'ordinaire, à moins qu'on n'ait un malade, la nuit est faite pour dormir; et pour qu'un lit soit chaud, il faut qu'on y soit couché! C'est donc la nuit que les lits sont chauds, quand les gens y sont!

Le Docteur. — A la bonne heure; et les couvertures, les rideaux d'un lit, tout ce qui le recouvre enfin, cesse d'être chaud dès qu'il est *vide*, car la personne qui se lève emporte sa chaleur avec elle. Comprenez-vous qu'il en est de même si le lit est habité par un corps froid, par un homme qui grelotte et dont les dents claquent? Comprenez-vous que les couvertures ne font pas la chaleur?

La mère Toinon. — Voyez, voyez un peu comme il nous explique tout cela! Et pour lors, vous croyez, mon bon ami, qu'une vieille femme comme moi chauffe son lit et ses habits avec son corps, et que ce n'est pas les grosses étoffes qui la tiennent au chaud? C'est difficile à croire!

Le Docteur. — Maman, quand votre belle mante du dimanche est sur la planche de l'armoire, bien pliée, et que vous la prenez pour aller à la messe, elle est toute froide, n'est-ce pas, malgré l'épaisseur du drap? Et pendant que vous écoutez le sermon de M. le curé, qui est quelquefois un peu long, vos deux mains sont très-contentes sous les grandes manches; vous n'avez pas la moindre envie de souffler dans vos doigts. D'où vient qu'il fait alors bon et chaud dans votre mante qui était si froide tout à l'heure? Il n'y a pourtant point de poêle dans l'église!

Jacques. — C'est vous, la mère, qui êtes un poêle vivant, et qui chaufferez, longtemps encore, j'espère, votre casaque le dimanche et votre lit tous les jours! Vous ne savez donc pas que votre sang est chaud de lui-même, en santé, et toujours à la même température, ce qu'il y a de mieux! hiver et été? la maladie seule le change.

Le Docteur. — Jacques dit vrai : une maladie se manifeste le plus souvent par l'accélération des mouvements du cœur, par un développement inusité de la chaleur du corps, enfin par ce qu'on nomme la *fièvre*; dans d'autres circonstances, les phénomènes sont inverses. Une *cause interne*, et jusqu'à présent inconnue, modifie en peu d'instants la production de la chaleur *animale*. — Le corps se glace à mesure que la circulation se ralentit... En attendant le médecin, les amis qui entourent un malade doivent le frictionner avec zèle pour ramener la chaleur à la peau. Dès que la transpiration arrive, c'est une bonne chose. — Retenez bien ceci : en temps d'épidémie il est utile de vivre avec sobriété et de se soigner fraternellement les uns les autres, s'il y a lieu.

CLAUDE. — Bah ! on s'effarouche à l'avance : la maladie ne viendra bien sûr pas ! — dans les villes c'est le grand nombre qui fait les malades, — mais l'air des champs est contraire, je me le figure, à ces épidémies-là. — On n'entend pas dire qu'il y en ait eu autrefois.

LE DOCTEUR. — Mon brave Claude, la guérison de votre jambe vous interdit l'exercice du jeu de boules pendant tout l'hiver, au moins : je vous conseille donc une autre distraction. Prenez des livres à la Bibliothèque communale, et mettez-vous à apprendre un peu l'histoire du temps passé. Vous verrez que nos pères ont eu à souffrir des maux et des maladies dont les nôtres ne sont que l'image affaiblie, car notre pays a été bien malheureux !

CLAUDE. — J'ai déjà cherché des auteurs sur l'histoire de France, parce qu'enfin, Monsieur, tout homme qui se respecte veut connaître les affaires de sa patrie. Je vous l'avoue, tous ces rois, ces seigneurs qui se disputent la terre, je les trouve fort ennuyants.

JACQUES. — Peux-tu dire chose pareille, Claude! Avec de la patience on s'instruit. Tâche

de comprendre, et tu verras par la suite... Oh!
il n'y a pas toujours des guerres de seigneurs!
Vient un temps où les paysans à leur tour réclament leurs droits dans les communes. Moi, très-
loin de m'ennuyer, tout cela m'amuse on ne peut
pas mieux !

Le Docteur. — Si Claude s'intéresse au récit
de nos misères, écoutez cette page d'un bon livre
que je vais vous laisser, vous me le rendrez l'été
prochain. Le chroniqueur Raoul Glaber raconte
de la manière suivante une famine qui arriva en
l'an 1033 et dont il fut témoin. « Des pluies continuelles avaient noyé la terre, la moisson fut
perdue, et il fallut, grands et petits, se nourrir
de bêtes et d'oiseaux. Cette ressource une fois
épuisée, la faim ne se fit pas moins vivement
sentir, et, après avoir essayé de se nourrir avec
l'écorce des arbres ou l'herbe des ruisseaux, il
fallut se résoudre à dévorer des cadavres. Le
voyageur assailli succombait sous les coups de
ses agresseurs : ses membres étaient déchirés,
grillés au feu et dévorés. D'autres, fuyant leur
pays et croyant fuir la famine, recevaient l'hos-
pitalité sur les chemins, et leurs hôtes les égor-
geaient la nuit pour en faire leur nourriture.
Quelques-uns présentaient à des enfants un œuf
ou une pomme pour les attirer à l'écart, et ils
les immolaient à leur faim. »

Ce lugubre récit d'un témoin oculaire montre ce que l'absence de commerce et d'administration faisait souffrir au moyen âge. Aujourd'hui, l'esprit d'ordre et de prévoyance sait si bien combattre de pareils fléaux, qu'ils laissent, en somme, peu de misère là où ils ont passé, et, ce qui vaut mieux encore, ils n'ébranlent point la moralité publique. Autrefois, rien ne pouvait parer aux intempéries des saisons. Toute récolte médiocre amenait la disette, toute disette la famine, et, avec la famine, les crimes et les atrocités qu'on vient de lire. Sur soixante-dix années, de 970 à 1040, il y en eut quarante-huit de famine ou d'épidémie [1].

ROSALIE. — Ah ! mon Dieu ! on dirait l'histoire de la Barbe-Bleue que vous nous contez là ! On met ces cruautés-là dans des livres pour faire peur à ceux qui lisent : quant à les croire possibles, c'est autre chose !

LA MÈRE TOINON. — Tu ne sais de quoi tu parles, ma Rose ; cela ne m'étonne pas, d'ailleurs ! Tu es trop jeune pour avoir de la connaissance, mais de mon temps on répétait encore les grandes disettes ! après les guerres, les moissons manquaient ; et quand on n'a pas de pain, la maladie vous prend ; la peste ou n'importe quelle autre !

LE DOCTEUR. — « La peste, puisqu'il faut l'appeler par son nom ! »

1. Duruy, *Histoire de France*, t. Ier, p. 299.

Vous pouvez bien nommer la peste, bonne maman ! C'est elle qui a dévasté nos pays d'Europe pendant des centaines d'années ! ! Comme vous le remarquez avec beaucoup de sagesse, la maladie était le résultat des grandes calamités de guerres, si longues, si dures ! Un auteur de 1651 raconte qu'en ce temps-là nos provinces de Champagne, des Ardennes, étaient dans une complète détresse. — Vers Reims, Châlons, Rethel, partout la famine et la mort, des corps sans sépulture ! Ceux qui restent, dit-il, ramassent aux champs des brins d'avoine pourrie, en font un pain de boue. On mange des lézards et des chiens morts de huit jours. En Picardie on rencontre un troupeau de cinq cents enfants orphelins et de moins de sept ans ! En Lorraine, les religieuses affamées quittent leur couvent pour mendier [1]. Ce fut alors que Vincent de Paul chercha à organiser des secours pour nourrir le peuple, et institua l'ordre des Sœurs de la Charité.

Jacques. — Ah ! les sœurs remontent si loin, Monsieur, et la peste se serait vue en France il y aurait deux cents et des années ! C'est, sans doute, la même épidémie qui se sera changée en choléra.

1. Michelet, *Histoire de France*, t. XII, p. 350.

Le Docteur. — Bien plus récemment, mon cher Jacques, nous l'avons eue à Marseille, la peste affreuse de 1720, il y a cent quarante-huit ans, qui a dépeuplé notre Midi. Marseille possédait à cette époque un brave évêque du nom de Belzunce, qui s'est fort bien montré. Ce n'était pas le premier, du reste. On se rappelle encore le dévouement plus ancien de saint Charles Borromée qui, à Milan, en 1576, soigna si bien les pestiférés. C'était un archevêque, on en a fait un saint. Dans cette malheureuse Lombardie, la peste régnait sans trêve ! Songez à la privation de tous secours médicaux ! à l'absence d'hôpitaux ! On mourait en masse.

La mère Toinon. — Quant aux hospices bâtis dans les campagnes, c'est mon avis qu'on a raison de n'en point faire ; ils ne serviraient à rien d'abord, personne ne voudrait y aller mourir ! Mais dans vos grandes villes je pense qu'il y a toujours eu de ces maisons de misère pour enfermer les malheureux.

Le Docteur. — Hélas ! non. Ce grand bienfait pour un homme malade ou blessé de pouvoir être recueilli sous un toit et soigné par des gens savants qui le prennent en pitié, ce bienfait est de bien trop récente date. La création d'un hôpital est un acte d'intelligente charité. Autrefois, la privation de secours faisait précisément la grande mortalité. Quand je vous dirai, bonne maman, qu'au temps de votre naissance, les salles de l'Hôtel-Dieu de Paris recevaient très-souvent six malades dans le même lit, vous comprendrez que l'espace manquait !

JACQUES. — Ma foi, Monsieur, pour les pauvres diables, il aurait autant valu rester sur la grand'route ; être entassés les uns avec les autres, quelle abomination ! Ce n'était pas le moyen de finir les maladies, les épidémies !

LE DOCTEUR. — Elles augmentaient plutôt ! La peste se déclarait tous les dix ans à l'Hôtel-Dieu [1]. Cette fréquence de la peste à Paris donna lieu à la construction de l'hôpital Saint-Louis, où la mortalité fut aussi grande qu'à l'Hôtel-Dieu. Ce fut Sully, le grand ministre de notre roi Henri IV, qui, le premier, eut l'idée d'établir des services réglés à l'avance pour le soin des blessés, à la suite d'une armée en campagne ; immense progrès d'humanité, bien insuffisant, hélas !

LA MÈRE TOINON. — N'est-ce pas le moins de venir au secours de ces enfants sacrifiés qu'on fait si durement souffrir ? Vos hôpitaux ont cela de bon (s'ils n'ont que cela), l'enfant du vil-

1. Le docteur U. Trélat père, *Mémoire historique et critique sur les hôpitaux*, p. 19.

lage y est ramassé quand on l'a emmené si loin de sa mère !

LE DOCTEUR. — Tout ce qui organise le soulagement de ceux qui souffrent est une mesure d'équité, de justice, de fraternité. Le régime hospitalier a été complétement réformé après les études d'un grand homme qui découvrit une foule d'abus, il y a environ quatre-vingts ans ; et je suis heureux de vous dire, mes amis, que ce grand homme était un médecin [1].

D'après ce savant travail, le roi Louis XVI exprima le désir que chaque malade eût un lit. Vous apprécierez quels progrès se sont réalisés depuis cette époque, quand vous saurez qu'un espace de 50 mètres de superficie doit être aujourd'hui consacré à chaque malade. Cela est reconnu [2] : on a fait du chemin depuis les lits à six places !

CLAUDE. — C'est égal, Monsieur, je demande à Dieu de n'être jamais malade autre part que dans mon lit, et d'y être soigné par ma femme encore : et mieux que cela, de vous avoir là à

---

1. Tenon. *Mémoires sur les hôpitaux.*
2. Docteur Ulysse Trélat. *Reconstruction de l'Hôtel-Dieu*, page 6. Nos études, qui ont porté sur une trentaine d'hôpitaux, nous permettent d'affirmer qu'une superficie de cinquante mètres constitue un minimum qu'on ne peut dépasser ; au-dessous de ce chiffre, l'hôpital est trop resserré, trop dense.

point nommé pour me tirer d'affaire comme cette fois-ci !

Jacques. — On voit cela, tu n'es pas difficile, mon pauvre Claude ! Mais, conviens-en ! pour ceux qui sont isolés sur la terre, un hôpital qui les reçoit dans un lit chaud et blanc, avec ces femmes dévouées pour les panser, ces médecins illustres pour donner les ordonnances, et tous les médicaments payés par l'Etat, oh ! pour ceux-là, c'est une belle invention !

Le Docteur. — Mes amis, tout en jasant, il se fait tard ; voilà neuf heures, et demain je pars pour tout de bon. Je vais donc vous souhaiter bonne chance à tous cet hiver : à la grand'mère de bons yeux pour me revoir cet été ; à Rosalie la sagesse de son garçon ! Votre main, Claude ! Ne quittez pas vos béquilles pendant la neige ! Allons, Jacques, soyons prêt demain militairement.

Jacques. — Vous avez beau faire, Monsieur, on sait bien que vous reviendrez, et encore a-t-on le cœur serré quand il faut vous dire adieu.

La mère Toinon. — Pour moi, mon bon ami, je veux vous dire une fois de plus à revoir, car, avec la grâce de Dieu, j'y compte tout de même, et vieille comme je suis, je vous attends pour faner nos foins !

CHAPITRE XVIII

L'ENFANT SANS MÈRE

Rosalie. — Pourquoi ce que ton mari ne voulait que tu donnes à téter à ce pauvre innocent? Me le diras-tu, Catherine? car enfin tu lui sauves la vie à ce malheureux, rien que cela!

Catherine. — Tu sais, cousine; nous étions bien tristes tous les deux! moi je pleurais jour et nuit : notre petit venait de mourir! Un enfant de six mois, c'est si gentil, pour sa mère surtout! Celle qui a envoyé celui que voilà en nourrice loin d'elle, n'a guère de sentiment tout de même!

Rosalie. — Ah, ces petits Parisiens, on en emporte plus qu'il n'en retourne, bien sûr! La Marion est une bonne femme, mais depuis le temps qu'elle les élève au petit pot, en a-t-elle perdu, mon Dieu! On peut le dire : c'en est un, ma fille, qui te devra une belle chandelle !

CATHERINE. — A moi? allons donc! je ne m'en souciais quasi point, je pensais trop à mon Alfred... la dame de la fabrique était là qui me l'apportait, une femme si douce! Voyons, ma bonne, qu'elle disait, un peu de courage! votre lait empêchera ce pauvre être de périr — donnez-lui en quelques gouttes. Il est si faible qu'il peut à peine crier : essayez!

ROSALIE. — Ecoute donc! tu ne le fais pas pour ce que tu en retires; mais tu dois en avoir de la satisfaction. Est-il changé, mon Dieu! est-il changé, cet enfant-là depuis qu'il tette! Je défie qu'on le reconnaisse!

CATHERINE. — Pauvre orphelin abandonné! tu n'es pourtant point beau comme mon Alfred; et bien je t'aime plus que ta propre mère, qui sera une sans cœur pour te laisser ainsi aux soins de la charité!

ROSALIE. — Ah la Marion y va durement à sa besogne avec ces enfants d'hospice! Les quatre ou cinq qu'elle a toujours font maigre figure! Elle n'a pas le temps de les promener, et sans voir le soleil est-ce que des enfants peuvent profiter?

CATHERINE. — Ton Philippe est donc si fort! Le voilà qui court après ses deux ans, si je ne me trompe?

ROSALIE. — Il les a faits : mais il en a quatre

pour la taille. C'est un turc : et bon comme du
pain ! Les enfants crient quand ils sont malheureux. C'est tout simple : cela les rend colères !
tu vois bien que ce petit-là ne crie plus depuis
que tu le tiens, et que tu le laves, et qu'il tette ! Il
ne demandait qu'à vivre, puisqu'il en réchappe !
Cela fait-il deux mois que tu l'as pris, Catherine ?

CATHERINE. — Hélas ! deux mois tout juste,
car c'était le lendemain du jour où le bon Dieu
m'a emmené notre garçon. — Quand il s'est
trouvé sur mes genoux et que la dame a été partie, il me semblait que je venais de rêver. Je
n'avais plus d'enfant et j'en avais un nouveau —
mais si chétif et si pâle ! Je n'osais pas le tou-
cher, d'abord ! Tout du long de son dos, c'était
des plaies vives : sur sa tête, une croûte épaisse
et sale : tu sais bien quand nous avons voulu
le baigner nous deux, toi, ma Rose, nous avions
peur de ce vilain petit corps !

ROSALIE. — On aurait dit un enfant de quinze
jours à son cri faible ; et la Marion lui donnait six
mois ! Est-ce drôle de le tenir là sans savoir seulement d'où il vient... ni d'où sont ses parents...
pauvre petit malheureux ! — Ma fille, qu'est-
ce que tu penses en faire, plus tard ?

CATHERINE. — Ah c'est à moi à cette heure ! il
sera le frère aux autres si Dieu nous en envoie.

Crois-tu pas que je vas le rendre à la misère et à la maladie après qu'il en est tiré? Non ! pas du tout. Nous te garderons au village, n'est-ce pas, mon fils? et tu seras un paysan comme nous.

Le Docteur. — Ce qui sera pour lui un vrai bonheur, Catherine ! j'arrive ce matin chez moi et j'apprends que Rosalie a fait des siennes en mon absence ; qu'elle vous a aidée à ramener à la vie un de ces enfants perdus qu'on nomme enfants *trouvés*. Je vous en fais mon compliment, ma bonne; vous êtes une femme de cœur, et cette action-là vous honore, vous et votre mari. Du reste, cela ne m'étonne pas de votre part : il y a longtemps que je connais Gustin : c'est un brave garçon.

Rosalie. — Quelle surprise de vous voir, Monsieur ! et depuis qu'on vous attend... Enfin ! ce n'est pas dommage ! — vaut mieux tard que jamais. Claude va être le plus content des hommes. Il vous aime tant, depuis sa jambe !

Le Docteur. — J'ai vu tout le monde ; Claude et Jacques, et ses gamins qui rentrent de l'école.

Catherine. — Si vous étiez venu deux mois plus tôt, Monsieur ! j'aurais pourtant encore mon petit ! Mais que voulez-vous? il faut se soumettre à la Providence.

Le Docteur. — Croyez-moi, ma chère fille, peu de femmes auraient eu le courage que vous avez montré. Employer votre lait à sauver un enfant mourant, oublier votre propre tristesse et passer des nuits auprès d'un *autre* berceau — c'est très-beau ! votre dévouement mérite une complète estime !

CATHERINE. — Monsieur ! quand on est jeune, on ne sait pas ! c'était mon premier. Sans vous Rosalie aurait aussi perdu le sien, dans le temps. Elle me disait toujours : « Sors-le donc ! baigne-le donc ! » Je ne l'écoutais pas : — les dents me l'ont emporté ! — Et quand celui-là s'est trouvé en sa place, j'ai pris confiance à le soigner, je ne sais trop comment. La cousine m'a conseillée avec vos paroles et vos principes — nous avons répété votre nom bien des fois... Enfin, le voilà !

LE DOCTEUR. — C'est merveilleux ! qui pourrait nier encore la puissance de l'allaitement ! Cet enfant se mourait faute de téter — pas autre chose ! c'est évident ! — La Marion (et toutes les éleveuses au *petit pot* font de même) ne se contente pas de donner le biberon à ses élèves : dès l'âge de deux à trois mois elle les gorge de bouillies, de panades épaisses comme de la colle — et cette *alimentation disproportionnée* produit des désordres intestinaux, amène le *carreau*, le *rachitisme*. La nourriture qu'un enfant digère mal ne lui profite pas — car ce n'est pas ce qu'il mange qui le nourrit, c'est ce qu'il digère ! —de là sa maigreur. Je suis sûr que celui-là avait le ventre énorme et les jambes toutes minces ?

CATHERINE. — D'abord, ce n'était plus un enfant ! il avait l'air d'un vrai singe — la fièvre le tenait... il ne faisait qu'un cri ! J'en avais l'âme fendue !

LE DOCTEUR. — Brave fille ! votre bonne âme a été sensible à ses cris — votre lait a rétabli l'équilibre dans tout son petit corps, et grâces à vous, il a vécu, car il s'en allait mourir ! Cependant, supposons qu'il eût résisté à ce régime — c'était un enfant condamné au rachitisme. Ses jambes se seraient pliées, tordues — sa colonne vertébrale, son épine dorsale, se serait déviée ; car le lait de la nourrice renferme les aliments calcaires qui contribuent à la solidité des os, et les enfants qui en sont privés deviennent souvent rachitiques. Il est donc probable que ce petit était destiné à devenir bossu, ou tout au moins à faire partie des hommes tristes et mal faits.

ROSALIE. — Là ! on ne peut se défendre d'y réfléchir ! Qu'est-ce qui fait les infirmes et les boiteux ? et qu'est-ce qu'on doit essayer pour n'en avoir point ? Les pauvres diables sont très-malheureux, et puis ils ne servent à rien ! S'ils se marient, s'ils ont des enfants à leur tour,

Monsieur, c'est du petit monde que cela nous donne !

Le Docteur. — En effet, le danger est capital pour les générations à venir. En élevant de beaux enfants on prépare des hommes forts, robustes, capables de travailler ! des femmes qui pourront remplir leur tâche de mères de famille ! — tandis que les misérables avortons qui languissent, font dégénérer la race. Ce raisonnement est facile à faire : et cependant combien de gens songent à leurs bêtes plus qu'à leurs enfants ! N'avez-vous pas éprouvé maintes fois dans votre basse-cour, dans votre étable, les résultats de la bonne nourriture sur les animaux ?

Catherine. — Il est certain, Monsieur, vous avez raison. Avec du soin, on a des beaux poulets, des couvées complètes ; — d'autres femmes, au contraire, ne réussissent aucune volaille ; et cela, faute de précautions ! Elles pensent que tout vient seul... Oh, mais non ! plus on se donne de peine, plus on obtient. Que ce soit dindons, poulets, canards, toute bête à plume a besoin de chaleur au sortir de sa coquille : les oies surtout, qui sont si délicates !

Le Docteur. — Comment donc ! ma fille : la bonne mère qui a si bien couvé l'œuf, couve encore le petit, — elle lui continue sa fidèle amitié, si rien ne la dérange. Chaque femelle agit ainsi dans la nature ; excepté la femme, il faut en convenir. Celle-ci met au monde un enfant, puis souvent le confie à une nourrice qui l'emporte ; — alors elle le perd de vue, et ne s'en occupe plus du tout ! Nous le constatons dans le cas présent : ce pauvre marmot qu'allaite la bonne Catherine ne cause, certes, pas grandes inquiétudes à la mère qui l'a conçu. Elle néglige tous ses devoirs envers lui avec la plus entière et la plus coupable incurie !

Catherine. — Qui sait ? c'est peut-être une ouvrière des villes, du côté de Paris ! elle a peut-être bien du chagrin après lui et grand désir de le voir !

Rosalie. — Ton bon cœur, à la fin, te fait perdre l'esprit, Catherine ! ne vas-tu pas plaindre cette femme-là, à présent ? ne vois-tu pas que c'est un enfant sans mère, puisqu'elle l'a renoncé ?

Catherine. — Je n'ai pas idée de le rendre jamais, sois donc tranquille, cousine ; mais j'aimerais de savoir si on ne me le redemandera pas !

Le Docteur. — Et que dit la Marion de votre succès, ma bonne ? Sans doute elle pense que vous aurez ressuscité le petit avec des maléfices, — que le diable s'en sera mêlé ?

CATHERINE. — Ma fi ! elle aurait crié assez, qu'on lui enlevait son gagne-pain, — mais avec la dame de la fabrique, on ne dit rien. Madame regrettait beaucoup que vous ne soyiez pas là, Monsieur. Il paraît que les biberons de la Marion sont faits pour donner des maladies aux enfants — qui sont à la longue, comme qui dirait empoisonnés.

LE DOCTEUR. — Je vois ce que c'est. Cette ignorante se sert de biberons qu'on vend pour de l'étain, et qui sont fabriqués avec un *alliage de plomb* [1] ! Ceux de verre avec un bout de liége, sont mille fois préférables : mais comme ils sont *fragiles*, on leur préfère les instruments solides et malsains ! La vie du nourrisson est si peu de chose ! On n'y tient ma foi, guère ! et c'est tout naturel puisque sa mère l'abandonne ! Tout le mal est dans le devoir méconnu. Les mères sont indignes ! et quelquefois si bêtes ! si bornées !... Cela me révolte ! Oh, je leur dis carrément !

ROSALIE. — Chez nous, beaucoup élèvent leurs enfants à boire, qui tout le moins les soignent elles-mêmes. Il semble que celles de

---

1. De là résulte que le lait aigri par son séjour prolongé dans le tube mal nettoyé, aigri principalement sur le chiffon qui enveloppe le bout de l'appareil, se charge de lactate de plomb, et devient pour le malheureux enfant un véritable poison.

Rapport du Dr Boudet à l'Académie de médecine, nov. 66.

Paris aiment mieux s'en débarrasser! Mais c'est une mode, Monsieur, que je trouve faite pour offenser Dieu!

Le Docteur. — Dans une foule de situations sociales, ma bonne fille, la séparation est obligée entre la mère et l'enfant. Ainsi toutes les personnes qui sont occupées dans le commerce, qui ont une boutique, un comptoir, un magasin, un pensionnat à tenir, ne peuvent remplir en même temps leurs fonctions de nourrices; cela est déplorable : mais cela est ainsi. Le public les réclame et l'enfant est sacrifié. C'est alors une nécessité de l'envoyer à la campagne. Souvent on s'y résigne en pleurant.

Catherine. — Ah oui, je comprends! On n'est pas sa maîtresse, ni libre d'agir à sa guise. Tu vois, cousine! plusieurs ne le font point par paresse!

Le Docteur. — Sans doute! un grand nombre d'enfants très-aimés quittent la maison paternelle dans la première semaine de leur existence : la question est de savoir combien d'entre eux y sont ramenés au bout d'un an, ou deux! En ce moment, les médecins se sont mis à faire des recherches sur le sort de ces pauvres petits nouveau-nés. L'Académie de médecine, composée de gens très-savants, a trouvé le mal si grand qu'elle propose des prix offerts en récompense aux femmes qui prouveront les bons soins donnés par elles à leurs nourrissons. On prodigue des prix aux bons éleveurs, — pourquoi n'en décernerait-on pas aux bonnes nourrices ?

ROSALIE. — Vous voulez rire, Monsieur ! Comment ! on va récompenser les femmes qui ne sont point méchantes ? autant remercier ceux qui ne se font point voleurs !

LE DOCTEUR. — Non, non, ce n'est point une plaisanterie. Je trouve fort sage qu'on distingue et qu'on signale tous ceux, toutes celles qui se conduisent bien en ce monde ! Le nombre en deviendra plus grand par l'exemple : alors, dans toutes les classes, les nouveau-nés seront mieux soignés ! L'enfant du pauvre a droit à la vie comme l'enfant du riche : et cependant il est prouvé que l'industrie nourricière, telle qu'elle est exercée, amène de part et d'autre une mortalité effroyable chez ces petits êtres. Cela se conçoit. Pour aller à la ville nourrir l'enfant du riche, la femme de la campagne abandonne le sien : elle vend son lait, et quitte, pour ce trafic, son ménage, sa famille et ses plus chers devoirs.

ROSALIE. — Dis donc, Catherine, penses-tu que Gustin serait bien aise si tu t'en allais en ville au lieu de t'occuper de ce petit malheureux? Tu y gagnerais peut-être des cinquante ou soixante francs par mois et celui-ci ne te rapportera jamais grand'chose !

CATHERINE. — Hélas, mon Dieu, mon pauvre homme, qui donc lui ferait sa soupe ! peux-tu songer à des choses pareilles ! il faut un fameux courage pour se quitter comme cela, quand on est bien ensemble !

LE DOCTEUR. — Oui ! la paix du ménage est troublée par ces séparations. Le mari se dérange : les enfants qui restent à la maison, sont délaissés, mal élevés ! On voit en Bourgogne des femmes qui pendant dix ou quinze ans de leur jeunesse font le métier de nourrices sur lieu ; elles reviennent de Paris et y retournent à chacun de leurs enfants. Le plus malheureux, dans tout cela, est le nouveau-né qu'elles ballottent, qui fait deux voyages en quinze jours ou un mois pendant les premières semaines de sa vie. Quand la mère est placée, on le renvoie, et ce retour surtout est affreux pour lui, car alors il n'a plus le sein de sa mère ! Il est confié à une femme âgée qui l'alimente seulement avec de l'eau panée, en attendant qu'il retrouve au village la vache de sa grand'mère : beaucoup meurent en chemin ou des suites du voyage.

ROSALIE. — Ce n'est pas dans nos pays qu'on a

de ces inventions épouvantables. On soigne ses enfants comme on sait et comme on peut, mais on les soigne sans les quitter.

Le Docteur. — Aussi notre département est un des mieux classés pour la mortalité des enfants. Que direz-vous, ma chère Rosalie, de la Seine-Inférieure où sur cent nouveau-nés, quatre-vingt-dix meurent avant d'avoir atteint l'âge de un an [1]? Il est vrai que l'ancienne Normandie est la contrée où l'usage du « petit pot » est le plus habituel.

Catherine. — Alors, sur cent mères de ce pays-là il n'en reste que dix avec un enfant au bout de l'an! et quatre-vingt-dix sont comme moi! Ce n'est pas la peine de les mettre au monde, pour si peu de temps!

Le Docteur. — Malheureusement le manque de soins envers des êtres qui ne peuvent se plaindre indique une véritable brutalité, que les lois ont dû combattre en tous temps. Il y a des siècles, les femmes des champs venaient chercher des nourrissons dans les villes, et dès lors

---

1. Académie de médecine.

Mortalité des enfants dans la 1re année.

Ouvriers tisseurs. (Lyon).	25 0/0
Familles aisées. (Id.).	10 0/0
Cultivateurs.	5 0/0
Ancienne Normandie.	80 0/0
Seine-Inférieure.	90 0/0

sans doute on constatait une foule d'abus, à en juger par une ordonnance du roi, de 1727, qui défend à toute nourrice, sous peine du *fouet*, d'allaiter deux enfants à la fois.

ROSALIE. — Avec votre permission, Monsieur, c'est une loi qui n'avait pas de bon sens. D'abord fouetter une femme, ah mais! c'est un peu fort! Et tous les jumeaux n'ont-ils pas besoin qu'on les nourrisse! Ainsi, vous voyez, ce roi-là n'y entendait rien.

LE DOCTEUR. — Je suis entièrement de votre avis. Nous ne devons voir en ceci qu'une preuve de la défiance qu'inspiraient les nourrices. — De même en 1756, obligation pour les curés d'indiquer dans leurs certificats de moralité sur une femme, si elle possède un berceau *séparé* pour l'enfant.

ROSALIE. — Certes, tant de précautions on ne les prenait que pour un bien, dans l'intérêt des petits. Mais avec le progrès des lumières, Monsieur, il n'en meurt pas de plus en plus?

LE DOCTEUR. — Je ne dis pas cela, au contraire! — Notre mortalité est encore bien considérable, mais elle l'est moins qu'elle ne l'a jamais été[1]; et il dépend de toutes les femmes que la mortalité des nouveau-nés aille en diminuant chaque jour. Le meilleur moyen d'avoir

1. Docteur Bertillon. *Réforme médicale*, 10 mars 1867.

de bons serviteurs de la société, des travailleurs utiles à l'âge de vingt ans, c'est *avant tout*, de les empêcher de mourir quand ils sont tout petits, n'est-il pas vrai?

CATHERINE. — Seigneur! on ne meurt qu'une fois! on le sait bien : mais je ne croyais pas que la nourriture naturelle y faisait tant que cela!

LE DOCTEUR. — La grande mortalité des nouveau-nés a pour cause première leur mauvaise alimentation, leur sevrage prématuré, cela est incontestable : mais le manque d'air pur, de chaleur convenable y contribue également, comme aussi la malpropreté de la maison, de leurs vêtements, de leur couchette! Cela est tellement admis que les inspecteurs de la Direction générale des nourrices [1] doivent s'assurer que chaque enfant a un berceau *particulier*, qu'il ne reste pas *toujours* couché, qu'il est promené tous les jours, et par-dessus tout que la nourrice possède *une* vache!

ROSALIE. — La Marion, pour lors, est sûre de ce qui l'attend! — Je veux reconnaître qu'elle est bonne femme, mais sale et paresseuse; — elle sera mise à l'amende, il n'y a pas de doute!

LE DOCTEUR. — Il est fort triste que cette surveillance devienne affaire de police. Cela n'aurait pas lieu si les sentiments maternels étaient

1. Assistance publique.

plus profonds, si les grandes lois de la nature étaient gravées dans le cœur de toute femme. Alors on ne se verrait point réduit à rappeler aux mères que Dieu a donné du lait à chacune d'elles afin qu'elle élève son enfant, qu'elle le garde et l'aime : — l'allaitement étranger deviendrait une exception et les campagnardes ne quitteraient plus leur village pour aller gagner à Paris les gros gages de nourrices sur lieu — ou pour en ramener ces nourrissons *peu payés* qu'elles négligent et laissent mourir.

Rosalie. — D'ici là, Monsieur, il faut du temps, puisque c'est la faute à tout le monde ! — la faute aux belles dames qui ne nourrissent pas leurs enfants, et celle des femmes champêtres qui en font commerce. Aimer son enfant, ce n'est cependant pas si difficile !

Le Docteur. — Plus que vous ne croyez, ma bonne fille, car pour bien aimer, il faut connaître ! Mais si tous les cœurs simples étaient en même temps dévoués comme les vôtres, chaque enfant perdu aurait retrouvé sa mère et prendrait sa place sous le soleil du ciel. Enfin ! la vie serait de plus en plus respectée ; la vie ! le plus beau des dons de Dieu !

CHAPITRE XIX

UNE JOYEUSE ÉCOLE

Le Docteur. — C'est à merveille, mon ami : vous avez très-bien compris les plans que je vous ai envoyés pour la reconstruction de votre maison d'école : il a dépendu de vous de surveiller les travaux et vous avez probablement réalisé la meilleure école du département.

Le Maitre d'école (M. Klein). — Je n'y ai aucun mérite, Monsieur ; avec un maire comme le nôtre, on n'a pas le temps de signaler un progrès, il est adopté! M. Richard est un homme d'une grande intelligence, d'un grand dévouement : il joint à cela des connaissances pratiques en toutes choses et les applique aux améliorations que sa fortune lui permet d'entreprendre. La commune est transformée depuis qu'il l'administre.

JACQUES. — Ah ! monsieur le maître, vous êtes bien fin, je le crois ! Car, si M. Richard a des bonnes idées, il veut tout ce que vous lui faites vouloir ! On sait comme Madame aime de causer avec vous. Elle étudie ses livres de Suisse, d'Allemagne, en langue étrangère, et vous consulte ensuite sur tout cela, quand vous y dînez. Voyez, Monsieur, n'écoutez pas notre maître : à l'entendre, l'école se serait bâtie d'elle-même, — mais on ne voit de ces miracles-là que dans les saintes Écritures. C'est lui, avec Mme Richard et l'architecte de la fabrique, et l'argent de Madame, qui a tout amené à bien. M. le maire n'a eu qu'à dire *amen*.

M. KLEIN. — Halte-là, s'il vous plaît, Monsieur Jacques ! Madame a payé les tableaux, ma belle mappemonde ainsi que mes cartes murales, j'en conviens : nous lui devons aussi la plupart de nos ustensiles, ce dont je lui ai une reconnaissance infinie ; mais le conseil municipal a voté les fonds de premier établissement, sans lesquels M. le maire ne voulait rien faire : l'impulsion vient de lui, mais chacun s'en est mêlé avec intelligence, il faut l'avouer.

LE DOCTEUR. — Raison de plus pour remercier votre maire, mon cher Jacques, de vous avoir fait admettre l'impérieuse nécessité d'une bonne et solide école ; votre succès, je l'espère, fera beaucoup d'envieux et d'imitateurs. — Que de communes ne sont pas encore propriétaires d'une école et logent *à loyer* leurs écoliers ! Que de pauvres instituteurs réclament en vain contre les misères qui résultent, pour leur enseignement, d'un local insuffisant [1] !

M. Klein. — Ah ! Monsieur, à qui le dites-vous ! j'ai passé dix ans à me plaindre du pitoyable logis d'une école de la Corrèze, où je devais entasser cinquante enfants dans un espace où vingt auraient eu peine à respirer librement ! Ce temps-là me semble un rêve, tant mon école actuelle réalise tous mes vœux !

Le Docteur. — Je suis fort impatient de la visiter. D'abord, la situation en est excellente : là-bas, hors du village, loin de tout bruyant voisinage. Le charron, le maréchal ferrant, l'auberge du Cheval-Blanc, vous vous êtes mis à l'abri de tous ces tapages-là et vous avez bien fait.

M. Klein. — Je dois rendre justice à ces messieurs, je le répète, personne ne m'a inquiété. J'ai pu fuir, selon vos indications, non-seulement les odeurs insalubres des fumiers de ferme, qui

---

1. Dans les plaintes et vœux, présentés par les instituteurs publics en 1861, *vingt et un instituteurs sur cent* demandent que la commune soit *toujours propriétaire* de son école.

Charles Robert.

donnent tant de mouches [1], mais les professions à marteau, qui causent tant de distractions. Impossible de maintenir l'attention des enfants, dès qu'on se trouve sur le parcours des bestiaux, les jours de marché, ou qu'on entend débarquer les voyageurs, par l'omnibus du chemin de fer !

LE DOCTEUR. — Sans doute, monsieur le maître, il faut choisir un milieu tranquille et respecter ces jeunes têtes ! Notre ancienne route, accessible en toute saison, vous a offert un site élevé, salubre [2]; et votre rez-de-chaussée me paraît avoir un mètre environ au-dessus du sol... Ce sont bien les conditions voulues. Allons, allons ! votre toiture d'ardoise me plaît : vous lui avez donné une pente légère, et je vous félicite d'avoir renoncé à vous couvrir en zinc, ce qui est trop cher !...

M. KLEIN. — Et surtout, Monsieur, ce qui est impossible pour une école, à cause du bruit ! Les grosses pluies d'orage font sonner ces feuilles de zinc, on ne s'entend plus !

1. De nombreuses relations d'épidémies, adressées tous les ans à l'Académie de médecine, s'accordent à attribuer à la présence des fumiers l'influence la plus fâcheuse.   MICHEL LÉVY.

2. Une école, pour jouir d'une bonne exposition, doit être construite *isolée* sur un point élevé, avec abondance d'eau salubre, chauffage convenable en hiver, ventilation régulière, — que la lumière pénètre facilement dans toutes les parties des bâtiments.
                MICHEL LÉVY.

Le Docteur. — Précisément ! et puis la chaleur y devient insupportable en été, — l'ardoise est préférable à tous égards. Entrons.

Jacques. — N'avons-nous pas un bon vestibule, large et bien dallé ? Se croirait-on dans une école, Monsieur, en entrant par une si belle porte, toute large, avec une petite grille à claire-voie qui retombe d'elle-même. Et puis là, sur votre droite, qu'allez-vous penser de l'invention de Madame qui a voulu faire une chambre d'habits pour tous nos marmots ? Oui, Monsieur, oui, c'est une nouveauté à l'usage de la jeunesse de chez nous ! Plus de sabots, plus de souliers crottés. On quitte sa chaussure humide en arrivant le matin : on quitte son chapeau ou son bonnet. — Chaque bonhomme a son clou et peut aussi y pendre les grosses vestes d'hiver, par la neige... On ôte ce qu'on a de mouillé sur le dos, et on laisse un rhume avec, dans l'antichambre...

Le Docteur. — Voilà de vos surprises, mon cher Klein ! Vous m'écriviez que je serais content ! Je le crois, parbleu bien ! plus de coryzas, plus de maux d'yeux ! Ce vestiaire est sublime ! Bon — tout est numéroté — la planche d'en bas, et le clou en dessus. Les chaussons remplacent les souliers qu'on quitte, et réciproquement. Par ces précautions, vous prévenez la production de ce fameux *miasme scolaire*, qui résulte en partie de l'évaporation des vêtements humides, et qui rend la classe si malsaine [1].

M. Klein. — Un grand progrès dans la propreté des enfants a pu être obtenu ainsi, je le reconnais, et par ce bassin où l'ablution est *obligatoire* comme dans les asiles, à l'entrée et à la sortie. J'exige des mains lavées, un coup de brosse sur les blouses à l'arrivée, et je ne tolère pas qu'on s'en retourne barbouillé d'encre! Le respect de soi-même amène celui d'autrui.

Le Docteur. — L'éducation commence donc dès le seuil! De même qu'aux temps antiques, on se purifie pour être initié! Ceci me va! Nous entrons par la face nord : votre classe alors donne en plein sud, et, selon ma recommandation, vous évitez de vous exposer aux rayons obliques du soleil levant, si fatals aux yeux!... Ah bravo! voici une salle superbe avec trois fenêtres de belle dimension! On ne vous a point marchandé l'espace, et vous êtes, je l'espère, dans les conditions réglementaires d'aération?

M. Klein. — Mais, Monsieur, à peu près : en admettant une base de cinquante élèves, nous avons 2 mètres carrés par élève dans une salle de 4 mètres de hauteur. Ces dimensions, qui

1. Pour tous les renseignements que contient ce chapitre, consulter l'excellent ouvrage du docteur Guillaume de Neufchâtel sur *l'État hygiénique des écoles publiques.*

nous donnent 400 *mètres cubes* d'air, seraient cependant insuffisantes encore comme salubrité, si nous n'avions pourvu au renouvellement de l'air par un système de ventilation proportionné.

Jacques. — J'avais cru jusqu'à présent qu'il suffisait d'ouvrir la fenêtre pour renouveler l'air dans une chambre ; il paraît que non. — En effet, l'ancienne classe était comme un étouffoir. Celle-ci est aussi fraîche qu'elle est belle et grande. Quand on m'a dit que le poêle et la cheminée en face servaient à la *rafraîchir*, je n'en revenais pas. Ils nomment cela un *appel*, Monsieur !

Le Docteur. — Eh ! sans cet appel, mon ami, comment serait-on en mesure d'assurer à vos enfants la quantité de 15 à 20 mètres cubes d'*air pur* par élève et par heure [1], nécessaire à leur vie ? Comme vous le dites très-bien, la cheminée en face du poêle est pourvue de deux tuyaux de décharge qui ont une force d'aspiration suffisante pour expulser l'air vicié ; le poêle à *double enveloppe* sert à la fois de *calorifère* et de *ventilateur*, et n'admet l'air du dehors qu'après l'avoir convenablement chauffé en hiver, quand le feu est allumé. — Ces appels

---

1. Général Morin, *Annuaire scientifique* de Dehérain, 1865, pag. 231.

ont une force calculée; car cette salle, malgré ses belles proportions, ne doit plus contenir que 8 p. c. d'oxygène, lorsque, depuis quatre.heures, cinquante enfants y respirent. Un air aussi pauvre en *oxygène* est d'autant plus nuisible, qu'il contient l'*acide carbonique* qui a remplacé l'oxygène. (*Behrend*, vol. IV).

M. Klein. — Notez, Monsieur, combien l'air reste plus pur dans une salle habitée par des enfants soigneux, ayant laissé leurs chaussures sales dehors, et ne déposant point la poussière ou la boue sous les bancs! Je ne puis assez vous citer la différence. Dans les écoles mal tenues, les élèves entassent leurs habits sur le poêle, afin de les sécher après quelque grosse averse, — alors c'est un supplice de faire la classe : je l'ai souvent éprouvé!

Le Docteur. — Je vous plains de tout mon cœur, vous et vos estimables confrères; mais convenez qu'une telle atmosphère constitue un milieu peu attrayant aussi bien pour les écoliers que pour le maître; qu'il est naturel d'y venir à contre-cœur, de s'en échapper dès qu'on le peut, et d'y bâcler son devoir vaille que vaille! L'école insalubre n'est agréable à personne.

Jacques. — Que ce soit grâce à la nouvelle bâtisse ou grâce à M. Klein, on peut compter à cette heure les petits qui s'ennuient d'apprendre;

il n'y en a guère ! S'ils viennent en chantant le matin, en chantant reviennent-ils le soir. D'un mot, on les rend dociles : « Prends garde ! tu n'iras point en classe demain ! tu seras noté ! »

Le Docteur. — Dites donc, Jacques, quel changement ! Était-ce ainsi de votre temps, mon garçon ? — Ce plancher de chêne ne me semble pas en bois vert : oh ! votre architecte a veillé aux détails !

M. Klein. — C'est plutôt Madame. Elle prévoyait tout : elle redoutait le champignon qui se développe sous les planchers humides, et dont la mauvaise odeur de moisissure produit des maux de tête. Pour l'éviter, on a pratiqué des jours, on a rempli l'intervalle avec du sable; cela nous épargne bien de la poussière et cela prévient les infiltrations. Madame a voulu également un vernis et des nattes pour les pieds.

Le Docteur. — Ce luxe est vraiment maternel, et dans quelle erreur seraient ceux qui le croiraient inutile ! Une école où s'améliore la race au point de vue physique et moral, est une œuvre de prévoyante humanité. — Croyez-moi, notre poussière des salles scolaires n'est pas plus innocente que celle des manufactures, elle détermine des maladies graves dans la gorge, dans le poumon ! Et comment faites-vous le nettoyage quotidien de cette large pièce, monsieur Klein ?

M. Klein. — C'est l'affaire de mes moniteurs, Monsieur : on a sa semaine. C'est un devoir alors de rester une demi-heure après les autres et de ranger la classe avant d'aller souper !

Le Docteur. — Quoi ! vous ne faites pas cela le matin ?

M. Klein. — Non, Monsieur. Une salle fraîchement balayée est poudreuse encore au moins deux heures après. Chez nous on fait de la propreté véritable, on ne se contente pas de déplacer la poussière ; on l'*enlève* à l'aide d'un chiffon mouillé. Cela laisse bien un peu d'humidité, mais du soir au lendemain, tout est sec à point.

Le Docteur. — On a tenu compte aussi de mes notes sur les calorifères à *eau chaude*, reconnus vicieux, et sur les fourneaux *de fer*, supprimés partout pour tous les maux de tête qu'ils procurent. Le vôtre est en terre cuite [1] et n'offre pas les mêmes inconvénients, surtout avec le soin de maintenir un vase d'eau pure sur le poêle et de ne jamais dépasser la température de 16° centigrades. Évidemment vous avez un thermomètre ?

M. Klein. — Non pas un, mais deux, Monsieur.

1. Appareils de la manufacture, J. L. Mott, New-York.

Je me suis en outre imposé l'obligation, dont on ne se dispense guère aux Etats-Unis, de tenir un *journal thermométrique* pendant la saison d'hiver, et d'observer le degré de température au commencement, au milieu et à la fin de chaque tenue de classe. Il est impossible d'étudier avec fruit dans un milieu trop chaud ou trop froid.

Jacques. — Monsieur, que direz-vous de ces belles petites sellettes où s'assoient maintenant nos jeunes gens tels que des sénateurs, deux par deux, avec la petite table vis-à-vis ? C'est une machine dont on s'étonne fort au pays d'ici !

Le Docteur. — Je m'étonne autant et plus que vous, mon ami, de trouver ces excellents *bancs à dossier* dans mon village, et je ressens une vraie joie à espérer que toutes les communes de France, encore si arriérées sous ce rapport, ne tarderont pas à les adopter.

M. Klein. — C'est ici, Monsieur, j'ose le dire, le point capital du progrès accompli et qui, eu égard à nos moyens, constitue une innovation aussi rare qu'elle est désirable. Ce qu'une école gagne en discipline par la réformation de son mobilier scolaire ne se peut énumérer. La tenue des élèves n'est plus la même; ils cessent de s'abandonner, de se coucher sur les tables par suite de fatigue. Leur écriture en général en éprouve un mieux sensible, comme aussi tous les devoirs. C'est un changement du tout au tout.

Jacques. — Pourtant, monsieur le maître, chacun en a ri dans le principe, je ne vous le cache pas. De voir nos enfants mesurés au compas, passés sous la règle comme à la révision des conscrits, et choisis selon la taille pour être assis avec un compagnon sur ces petites banquettes qui les tiennent dans le dos, aussi droits qu'au port d'armes : se rappeler qu'à leur place, il y a 20 ans, nous avons tous fait des tours et des farces sous les yeux du maître sans qu'il y voie que du feu, cela a procuré à tout un pays matière à gloser. Les plus sensés disaient : « D'où vient cette invention nouvelle de faire circuler le maître entre les bancs pendant l'é-tude? Est-ce donc pour lui épargner la peine ? Enfin, c'est son état! et, dit-on, la santé des enfants profite de cette surveillance plus encore que leur instruction? Cela n'est pas croyable, et voilà bien de l'argent dépensé en pure perte! »

Le Docteur. — Ces réflexions étaient très-simples, Jacques : il serait absurde de charger ainsi son budget si cela ne servait à rien. Mais le séjour prolongé d'un enfant dans la classe n'est pas indifférent à sa constitution, tant s'en faut! Son développement, sa croissance, s'accomplit précisément pendant qu'il fréquente l'école. Il importe donc qu'il n'y puisse contracter de mauvaises habitudes, de poses nuisibles. Or, un élève assis trop haut ou trop bas, pendant plusieurs heures chaque jour, doit par cette cause devenir bossu; de même qu'il doit s'enrhumer s'il garde ses souliers mouillés. — Au contraire, l'observation des conditions hygiéniques dans l'école le rend fort et vigoureux pour toute sa vie. Par le système américain [1], on place les élèves d'après leur taille à des tables de hauteurs différentes et non d'après leur zèle et leur capacité ; les bancs sont proportionnés aux tables, sur 8 hauteurs relatives, et le nombre de chaque espèce de table varie comme celui des élèves [2]. — Les tables Neufchâteloises sont faites pour deux, car il se trouve toujours dans la même classe deux enfants d'une taille identique, ayant avantage à être voisins. C'est cette table que vous avez adoptée. Par là vous évitez les attitudes vicieuses, forcées, contraintes, qui causent un si grand nombre de difformités et de déviations de la colonne vertébrale, chez les enfants faibles.

JACQUES. — Je le veux bien, Monsieur; quand les petits sont assis trop haut, leurs pieds ne

1. Boston. — Philadelphie. — New-York, etc.
2. Barnard, page 381.

posent point à terre, leurs jambes ballottent, ce qui les dispose à se donner des coups de pied en dessous, et à lever le nez de leur ouvrage. Cela peut même contribuer à les déformer, d'accord! passe donc pour les gradins plus bas les uns que les autres. — Cela ne me dit toujours pas à quoi bon tous ces dos de bois pour les accoter? ils sont tous assez forts pour se tenir droits d'eux-mêmes !

Le Docteur. — Ces *bancs à dossier* deviendraient inutiles, j'en conviens, mon cher Jacques, chez un professeur qui ne saurait captiver l'attention de ses élèves par la parole, qui se bornerait à les courber tout le jour sur le cahier ou sur le livre. Mais ici on utilise les plus nobles facultés, n'est-ce pas, monsieur Klein? On parle à l'esprit de l'enfant par les sens qu'il a reçus du ciel — on lui démontre, à l'aide de cartes, ce qu'il peut comprendre; il se redresse et il écoute : il écoute et il regarde ! Et pendant ce temps de la démonstration, le *dossier* du banc le maintient dans une position normale.

M. Klein. — Vous l'avez dit, Monsieur; notre enseignement par l'aspect communique à l'enfant des notions durables, précisément parce qu'il les acquiert en se jouant. Nous évitons, en effet, les mémorisations stériles, et nous invoquons souvent la mémoire des yeux. En conséquence; pour ne pas fatiguer le regard, notre muraille a été enduite d'une teinte vert pâle qui fait bien ressortir nos tableaux noirs et nos cartes murales, sur un fond uni.

LE DOCTEUR. — Parfait : il était aussi indispensable de disposer vos bancs de façon à faire tomber la lumière obliquement de gauche à droite sur les cahiers ; et vos stores vert clair modèrent, sans l'éteindre, le jour trop vif de vos vastes fenêtres. — A propos, les avez-vous munies d'un châssis mobile ? pouvez-vous ouvrir la partie supérieure de vos croisées, en faisant basculer une vitre isolée par un cliquet ?

M. KLEIN. — Oui, Monsieur, nous avons même prévu le cas où le châssis ouvert embarquerait un courant d'air trop fort et nous avons adapté, à l'extérieur, une toile métallique pour parer à cet inconvénient.

LE DOCTEUR. — Bravo ! ne me demandez plus, mon cher Jacques, pourquoi vos bambins sont si joyeux et se rendent à l'école en chantant. Toute cette petite population est heureuse de travailler selon ses forces, sans privations et sans souffrances : aussi les parents ne seront pas si pressés d'abréger le temps des études.

JACQUES. — En effet, Monsieur, ce n'est pas M. le maître qui les ferait souffrir : il s'en garderait bien ! puisqu'il consent même à tous leurs caprices par son système de leçons. C'est curieux ! Il prétend qu'il faut surtout laisser mouvoir les enfants à leur aise –— que leur besoin de changer de place est ce qu'il y a au monde de plus naturel ! — il ne punit jamais, il ne donnerait pas un coup de règle pour son pesant d'or ! Enfin, après chaque séance d'une heure, il les envoie se promener dix minutes. Tout cela marche sans ordres et sans disputes — on entendrait voler une mouche !

M. Klein. — Mais, monsieur Jacques, je suis le premier intéressé à me faire aimer ; on m'écoute mieux sans que je force ma voix ! On obéit sur un signe, —, je n'ai pas souvent recours à la sévérité, — elle est inutile ! Par les courtes récréations que j'établis entre chaque heure de classe, je supprime tout prétexte à dérangement : j'obtiens une attention soutenue malgré la légèreté du jeune âge ; enfin je ne convertis point l'immobilité forcée en supplice. Si tous les instituteurs en usaient de même, chacun y gagnerait, je puis vous l'affirmer sans orgueil.

Jacques. — Je le crois, monsieur Klein : cependant permettez-moi une observation. Depuis six mois la classe des filles, tenue par votre dame, a dédoublé votre contingent ; mais, chose étrange, il ne diminue pas, au contraire ! Des élèves nouveaux, attirés par les réformes du bâtiment neuf, se font inscrire tous les jours. On vous vient de fermes même éloignées. Comment allez-vous faire ? Bientôt vous serez encombré, et l'air et le silence vous manqueront comme autrefois.

M. KLEIN. — J'y aviserai, monsieur Jacques. Si mon inspecteur d'académie veut bien accepter mon plan, je compte établir trois divisions. Chaque classe, comme dans le pays de Bade, recevra séparément et tour à tour deux heures de leçons, puis sera congédiée. — La classe supérieure commencera toujours la journée et les enfants les plus âgés auront ainsi le temps d'aider leurs parents dans les travaux domestiques [1]. Je ne les réunirais tous que pour les promenades du jeudi.

LE DOCTEUR. — Allons ! monsieur Klein, vous êtes un homme précieux, je me plais à le reconnaître. Si mon cher pays possédait dans chacun de ses villages une école aussi sagement gouvernée que la vôtre, nous serions vraiment riches et forts. Patience, cela viendra. — *Ci vuol tempo :* — à revoir, nous reparlerons de vos promenades hebdomadaires.

---

1. Frédéric Monnier, pag. 76. *L'Instruction populaire en Allemagne*, 1866.

CHAPITRE XX

NOS AMIS LES OISEAUX

M. Klein. — Vous ne sauriez croire, Monsieur, quelle peine on a pour organiser quelque chose de nouveau. Ainsi, par exemple, ces courses du jeudi dont je vous ai entretenu, personne n'en voulait.

Le Docteur. — Quoi ! pas même les enfants !

M. Klein. — Oh ! les enfants, cela va tout seul. A courir, on les amuse toujours. Mais les parents, les femmes surtout, se montraient hostiles, me disant que j'ai charge de les apprendre et non pas de les promener.

Le Docteur. — Au fond, il y a du vrai là dedans, mon cher Klein ! Cependant vos courses, j'imagine, ont un but d'enseignement ? on ne saute pas au cheval fondu tout le long du chemin ? En face de tous les mystères de la création, vous devriez profiter de la circonstance pour donner une leçon d'histoire naturelle par-ci par-là. Vous pourriez même commencer de très bonnes collections et développer le goût de ces petits bonhommes en herborisant avec eux.

M. Klein. — Je n'y manque pas, Monsieur; tous vos précédents conseils me sont restés dans l'esprit, et j'en use. Mais, quand les familles ont vu revenir mes élèves avec des bottes de plantes et des masses de cailloux plein leur sac, on m'a demandé sérieusement si j'en voulais faire des apothicaires; on m'a rudoyé de tous côtés. Il semblait que j'offensais ces gens de la campagne en expliquant à leurs fils quelle distance sépare une mousse d'un colimaçon — un grain de blé du gland d'un chêne.

Le Docteur. — Hélas, mon brave ami, il en est ainsi un peu partout; mais allez toujours :

Laissez dire les sots, le savoir a son prix.

Espériez-vous être compris quand vous abordiez hardiment le problème difficile du travail entouré d'attrait? quand vous faites de la science en manière de promenade et sous forme de récompense ?

M. Klein. — Monsieur, tout est à refaire dans l'enseignement, nous l'avons dit souvent, et c'est une vérité dont je me pénètre de plus en plus. Jamais je n'avais eu occasion pareille pour tenter à petit bruit la réforme scolaire que je rêve ; et, si bien secondé par notre maire, je m'efforce d'améliorer les tendances, après avoir rectifié les attitudes de nos enfants. Vous pensez qu'en réduisant mes heures de classe, ce n'est pas pour renvoyer mon monde à la garde des oies et des dindons, bien entendu ! Notre gymnastique hygiénique du jeudi, et la récolte qui en résulte, prépare de la besogne pour les moments de loisir, pendant la semaine entière.

Le Docteur. — Fort bien : mais ne comptez-vous pas sans votre hôte, si vous croyez inspirer à nos villageois, de but en blanc, le culte de la minéralogie ? Ne savez-vous pas qu'en fait de recherches zoologiques, on n'a encore perfectionné que les piéges à taupes et les lacets pour les lapins ? Je doute de vous voir métamorphoser un pays en une génération !

M. Klein. — Je ne dis pas que ce soit aisé, tout au contraire ; néanmoins, j'y applique mon zèle, et voici comment. Je me suis fait toute ma vie un scrupule de punir un devoir incorrect en humiliant l'élève, en le forçant à se tenir debout ou à genoux : encore moins en lui administrant un soufflet ! Je ne puis cependant abdiquer mon autorité, et pour la rendre respectable, je n'en abuse jamais. J'obtiens un grand succès par la promesse d'un plaisir. J'ai commencé à utiliser le terrain concédé par la commune à l'instituteur; je l'ai mis en culture avec méthode et je me garde de dire qu'il est bon d'apprendre à *bécher*, à *sarcler*, quand on est destiné à se servir plus tard des outils du jardinage ! Pas moins, sans en faire état, j'y forme graduellement mes plus grands, dans leurs récréations.

Le Docteur. — Pauvre culture, aux yeux des gens spéciaux, que celle d'un jardin d'école ! et pourtant, mon cher Klein, elle aura d'immenses résultats, si elle se réalise. L'avenir agricole de notre France en dépend sans doute. Rien de plus pratique, de plus sage. Ces travaux manuels de l'écolier reposent l'esprit et développent le corps. Comme hygiéniste, j'y applaudis des deux mains. Ce qu'on étudie au pupitre ne vaudra jamais ce que la démonstration amène.

— J'espère voir la botanique jouer aussi un rôle dans vos semis de laitues, dans vos plates-bandes d'œillets? L'avez-vous abordée déjà?

M. Klein. — C'est une de mes ambitions, Monsieur. Nous attendons de vous un *cours* plus détaillé, si vous nous faites l'honneur de nous visiter quelquefois. A nos débuts, nous avons planté quelques sauvageons, et l'un de mes premiers soins a été l'enseignement de la *greffe*. On a réussi avec ardeur, et pas un jardin du pays n'a échappé à la manie de greffer qui s'est montrée de suite. Les pères ont dû s'en méfier. Chaque bambin se croyait un arboriculteur.

LE DOCTEUR. — Nos espèces ne gagneraient pas toujours à cet empiétement subit; mais je sais tel verger de l'aïeul qui pourra être amélioré par le petit-fils ! Donnez suite à cela par une bonne pépinière, où les meilleurs fruits se trouveront à coup sûr; ce moyen vous assure une prise directe sur les parents. Rien de mieux que l'intérêt pour faire comprendre aux gens l'utilité de la science.

M. KLEIN. — Jusqu'à présent, la culture de notre jardin comporte simplement les plantes potagères usuelles, les arbres à fruits, et une assez bonne collection de roses.

LE DOCTEUR. — Mais ce programme-là vous conduit loin, mon ami ! Diable ! les roses... vous voilà jardiniers fleuristes. Vous avez raison ! il est grandement nécessaire de sacrifier aux grâces dans notre siècle ! Au village comme à la ville, certes on n'en abuse point... C'est une lacune à combler.

M. KLEIN. — Ah ! Monsieur, j'ai toujours cherché à développer le goût des fleurs partout où je passe. Ce goût donne le sentiment des choses agréables, adoucit les mœurs et fait trouver belle la plus modeste demeure. Tout rustique paysan aime les fleurs avec amour, dès qu'on lui en donne l'idée; aussi est-ce ma récompense en titre !

Le Docteur. — Comment ! les bouquets chez vous tiennent-ils lieu de férule ? J'approuve votre abolition des châtiments; mais votre couronne civique m'intrigue, je l'avoue, si elle se tresse en guirlande !

M. Klein. — N'en riez point, s'il vous plaît, Monsieur ! Ce sont des décorations bien innocentes, et qu'on porte tout de même avec joie. La leçon la mieux étudiée, le devoir le mieux compris se paient dans ma classe par une rose ! On l'attache à la blouse. C'est une façon de croix du mérite, et la faveur suprême consiste à la garder le dimanche à la messe.

Le Docteur. — Allons ! vous prenez les devants sur la médaille militaire ! Je n'y vois pas le moindre inconvénient. — En outre, votre plantation va nous fournir les sujets de nos classifications. Vous dites sans doute à vos botanistes en herbe, que tout se tient et s'enchaîne dans la nature — que l'églantier, l'abricotier, le pommier, appartiennent les uns et les autres à la famille des *rosacées?* et toutes nos céréales à celle des *graminées?*

M. Klein. — Pas encore : ayez la bonté de nous aider un peu, Monsieur, nous en sommes aux éléments de la physiologie végétale, car une ignorance absolue de toutes les choses créées a entravé nos premiers essais. Dans le principe. j'annonce notre promenade pour le jeudi suivant, de 1 heure à 4 heures de relevée : je n'exclus de ce plaisir que les plus indociles, — cela coïncide avec l'exclusion du tableau d'honneur. Tout le monde s'étonne et se récrie. — On me prend pour un fou !

Le Docteur. — Naturellement !... C'eût été une erreur de proposer cette excursion scientifique sous son véritable aspect. Les parents, à la campagne, ignorent pour la plupart l'effet salutaire de la gymnastique sur la santé de leurs enfants ; ils ne vous sauraient aucun gré si vous prétendiez fortifier les leurs par l'exercice du jeudi, en conduisant notre bande à travers la montagne et la plaine. Je trouve votre succès immédiat très-surprenant : je l'aurais cru plus lent ! Il est clair que la bonne volonté a été stimulée par le plaisir.

M. Klein. — D'abord, il m'en venait une douzaine, j'en ai quarante à présent ! On y voit un jeu, en même temps une marque d'honneur, et ceux qui auraient supporté sans aucune honte le bonnet d'âne du temps passé, se trouveraient on ne peut plus humiliés d'être exclus de la promenade. Il y a émulation : n'y va pas qui veut ! alors chacun tient à en être et veut mériter de s'associer à nos trouvailles. Car il est bon de vous le dire, Monsieur, nous fondons un musée de brins d'herbe qui sera une des gloires de la France !

LE DOCTEUR. — Chers enfants ! ces naïves entreprises me charment — tout semble possible, il est vrai, dans l'ardeur de la jeunesse. Vous développez l'esprit d'observation chez vos élèves, vous leur faites voir ce qu'ils n'avaient vu jamais, — la beauté de ce monde physique dans lequel Dieu les a placés, et vous arrivez à accentuer de bonne heure les goûts et les aptitudes. Chacun, selon sa spécialité, voudra collectionner les papillons ou les plantes — les plus réfractaires finiront par y mordre, n'en doutez pas.

M. KLEIN. — Dès aujourd'hui, Monsieur, j'ai presque à redouter l'encombrement, tant on s'empresse d'enrichir notre muséum. L'imagination est vive à cet âge. Mes enfants se croient de petits chercheurs de nouveaux mondes. Ils ont lu que les forêts d'Amérique sont très-peuplées, et s'exercent à explorer nos bois avec l'espoir d'aller un jour au delà des mers ! On rapporte bien du butin inutile : cela est inévitable. —Les échantillons me sont soumis le dimanche avant l'heure de la lecture, et ceux que je reconnais valables sont reçus, étiquetés, avec le nom du donateur, si l'objet a quelque importance.

Le Docteur. — L'excellente occupation! Combien les loisirs des soirs d'hiver sont heureusement remplis, si le fils vient à la veillée, faire un récit de sa course du jour, des périls bravés, des éloges mérités! — le mauvais temps a multiplié les aventures, — la mère et les sœurs, en filant la quenouille, écoutent ce voyageur d'une nouvelle espèce. De plus, on va créer de toutes parts des collections privées, — je m'attends à une certaine fièvre d'imitation, très-désirable d'ailleurs, car elle rendrait la connaissance communicative dans les familles.

M. Klein. — La fièvre ne manque pas, Monsieur, nos amateurs ne savent plus qu'inventer. Trois jours à l'avance, on s'équipe. Il a fallu confectionner, en toile, des havresacs à bretelles qui contiennent au départ le pain et les pommes du goûter, et qu'on rapporte chargés de trésors. On parle à tout le monde de ses découvertes. — Dans chaque maison vous trouverez un objet quelconque d'histoire naturelle. Selon son degré d'adresse, l'un n'a qu'une planche de sapin pour ranger les minéraux, l'autre un casier vitré où se piquent les insectes sur des bouchons. Tout est simple et primitif dans nos attirails de chasse ; ici même à l'école, vous nous voyez à peine montés. Notre seul herbier un peu complet est celui des feuilles de tous les arbres de la contrée; autant que possible nous ajoutons sur la même page une esquisse de l'insecte qui se plaît sur l'espèce de l'arbre : c'est une idée qu'on réalisera mieux quand on aura de plus sûres notions de dessin.

Le Docteur. — Tout est vraiment sain et sage dans votre travail, mon ami. Voilà des études spontanées et honnêtes ! Voilà des délassements intelligents et salutaires ! Sous une direction semblable les goûts vont se modifier rapidement. L'activité de cette jeune génération, trouvant un emploi direct, ne sera plus sollicitée par de grossiers ébats ; — la délicatesse des occupations amènera moins de rudesse dans les habitudes, dans le langage. On se fera plus doux et partant plus humain, à mesure que sera révélée la similitude des êtres, dans la vie et dans la douleur. Inutile de vous demander si vous faites la leçon au cœur en même temps qu'à l'esprit de vos enfants, et si, leur enseignant à connaître les grandes lois que Dieu a mises dans le monde, vous leur recommandez de ne les point violer ; si vous leur démontrez que toute créature inoffensive doit être respectée et qu'il est cruel de persécuter, comme ils le font souvent, nos amis les oiseaux ?

M. KLEIN. — Ah! Monsieur, les cruautés inutiles, c'est toujours mon refrain! « ne faites donc point de mal aux animaux : toute bête vivante est sensible et vous ne devez point la déchirer. » — Je ne permets pas de dénicher les nids pour le plaisir de les détruire, ni d'élever les petits à la becquée pour les laisser mourir de faim ! à ces jeux-là, je le répète, on devient méchant, sans s'en douter !

LE DOCTEUR. — Et surtout on travaille contre son propre intérêt, contre l'intelligente culture de la terre ! Il faut respecter la vie des oiseaux, non pas seulement à cause de la grâce de leur plumage et de leur chant, mais par reconnaissance pour les services qu'ils rendent. Le fils du cultivateur doit apprendre que son meilleur allié c'est le destructeur d'insectes, le mangeur de plantes parasites, le fidèle ami que l'homme rencontre en tous pays et sans lequel bien des régions du globe seraient entièrement inhabitables pour lui. Aux Tropiques, par exemple, que serait la vie de l'homme sans l'oiseau-mouche ? Il serait lui-même dévoré par l'insecte [1]. Nous

---

1. L'homme n'eût pas vécu sans l'oiseau, qui, seul, a pu le sauver de l'insecte et du reptile. De tout plumage, de toute couleur, de

possédons dans nos pays nombre d'espèces d'oiseaux que nous aurions intérêt à ne point
détruire, et que nous pourrions même propager
sans peine : en général tous les petits oiseaux,
la voyageuse hirondelle : — quel peuplier ici,
vous le savez, n'a son nid de chardonneret ?

M. KLEIN. — On prétend, Monsieur, que ces
oiseaux-là sont surtout mangeurs de chanvre,
de vesce, toutes graines utiles ; — les habitants
leur font une chasse traditionnelle pour protéger
les récoltes : rien n'a de poids contre un usage.

LE DOCTEUR. — Je ne le nie pas : le chardonneret aime le chanvre, puisque en cage on le
nourrit de chènevis ; mais son nom rappelle sa
prédilection pour la graine de *chardon*, cette
plante si nuisible à nos cultures et dont les seuls
ânes se régalent ! En se multipliant, les chardon-
nerets feraient aux chardons une guerre *efficace*
et nous en débarrasseraient. Il ne m'est pas
prouvé que nos chènevières auraient assez à
souffrir de leur présence pour effacer le profit.

M. KLEIN. — Je le sais, Monsieur, c'est une
affaire de calcul. Pour les oiseaux de proie, de
même, on a tort de les détruire. Ils mangent bien

toute forme, ce grand peuple ailé, vainqueur, dévorateur des
insectes, et, dans ses fortes espèces, chasseur acharné des rep-
tiles, s'envole par toute la terre comme le précurseur de l'homme,
épurant, préparant son habitation.

MICHELET. L'Oiseau, p. 86.

des petits poulets à la fermière, mais aussi ils avalent les souris aux champs par centaines, il faut y regarder !

LE DOCTEUR. — A qui le dites-vous, monsieur Klein ! Jamais je ne dissèque un hibou, une chouette, une buse, sans lui trouver l'estomac garni de mulots, ces terribles rongeurs qui pillent nos greniers [1]. Le chat-huant est un véritable chat envers le peuple rat tout entier, son appétit nous assure ses services [2]. Encore devons-nous distinguer parmi nos voisins ceux qui nous servent de ceux qui nous nuisent, afin de ne point nous priver sottement, par une chasse irréfléchie, du constant secours offert par la nature ! On se plaint des merles et des pies — des coucous et des piverts, mais ce sont d'actifs destructeurs de larves, de limaces, de hannetons, de chenilles ! Ils échenillent mieux que nous ! — Autre sottise : la Provence est parsemée de retraites ingénieuses établies pour le chasseur, dans un rideau d'arbres verts. Chaque bastide [3] a sa *petite thèse*, et de cet abri on tire avec rage sur le moindre oiseau qui passe au vol.

1. Edmond About.

2. D'après les observations du naturaliste anglais Whitte, un couple d'effraies détruit, chaque jour, au moins 150 petits rongeurs. Quel est le chat qui pourrait donner un tel résultat ?

Rapport de M. le sénateur Bonjean, 24 *juin* 1861.

3. Maisonnette de campagne pour le citadin.

M. KLEIN. — A ce compte-là, Monsieur, les oiseaux chanteurs deviennent rares dans le Midi [1]?

LE DOCTEUR. — Hélas, il n'y en a plus! Rossignols et fauvettes se vendent au marché, noués par le bec : le mets favori d'un Marseillais consiste — le croiriez-vous ? — en une brochette de *becs-fins* rôtis? Il pense se délivrer d'un ennemi *mangeur d'olives*, et peu soucieux du nombre croissant des moustiques, il dépeuple son pays de ces charmants oiseaux qui vivent, au contraire, d'insectes et non de fruits ! Quelle faute !

M. KLEIN. — Tous ces résultats prouvent la nécessité de la science de l'observation, Monsieur. Un enseignement rationnel peut prémunir la jeune population contre les idées fausses et préconçues. — L'expérience et l'examen seraient par là substitués à la tradition.

LE DOCTEUR. — Mon cher maître, petit à petit vos apprentis naturalistes en viendront là ! Vos recherches en plein air ont cela d'excellent qu'elles stimulent la réflexion et créent des occupations sédentaires pour le retour à la maison.

---

1. « J'ai la conviction, dit M. Florent Prévost, que si l'on ne prend prochainement des mesures pour protéger les petits oiseaux, qui tous les jours sont impitoyablement détruits, il ne sera plus temps de remédier au mal que les insectes causent de plus en plus à l'agriculture. »

(*Année scientifique* de Louis Figuier, 1858, tome IJ, p. 41.)

Je vous engage donc fortement à continuer vos collections enfantines qui obligent à son insu l'écolier à raisonner sur ce qu'il fait. Du reste, un goût spontané est, en tout, préférable à la contrainte de la leçon apprise à la hâte et d'une manière purement mécanique. Le travail attrayant ne fatigue ni le cerveau ni la santé. C'est tout profit !

M. Klein. — On ne peut suivre tous les lièvres à la fois, Monsieur. En supprimant le devoir fait hors de classe, je laisse l'enfant libre d'apprendre à son choix, de retenir tel ou tel fait qui l'aura frappé. Je n'impose pas un résumé, une rédaction. Eh bien, souvent, cela vient de soi ! Plusieurs déjà m'ont écrit de passables narrations de nos tournées, du bon accueil qui nous fut fait un jeudi, dans une ferme en temps d'orage. On conte que la dame rentrait sa lessive sous l'ondée et reçut un fameux coup de main de mes garçons, et que les galettes sortant du four furent mangées à belles dents ! Ainsi on apprend à rédiger une lettre, s'il y a lieu.

Le Docteur. — Comme l'enfant a par-dessus tout besoin de sommeil, je blâme les leçons du soir qui le tiennent éveillé passé neuf heures. Les vôtres ne courent pas ce danger. Vous ménagez les facultés en même temps que vous tendez au développement de l'intelligence. Vous faites, en un mot, de la bonne éducation *physique et morale*. Je voudrais, monsieur Klein, vous voir publier vos notes, pour vous mettre en relation avec d'autres instituteurs et propager le bien.

M. KLEIN. — Nous avons même l'intention, Monsieur, de former un petit journal qui mentionne le résumé de nos observations. Les enfants ont pris goût à noter les phénomènes périodiques de la nature ; ils observent le thermomètre extérieur plusieurs fois par vingt-quatre heures. Ils commencent à comprendre que les almanachs ne sont pas faits par les sorciers. Si nous pouvions, dans le département, correspondre avec d'autres communes, nous aurions peut-être une somme de renseignements précieux à soumettre aux hommes de science, à Paris.

LE DOCTEUR. — Ah ! vous vous mêlez de météorologie, monsieur le professeur de village ! Eh bien, j'en suis ravi ! Ce n'est pas d'hier que tout berger est astronome : n'importe, un peu de théorie jointe à la pratique n'y gâtera rien, et détrônera les loups-garous ! Vous me parliez tout à l'heure du projet de s'en aller courir le monde qui travaille vos jeunes têtes ; ce sont des rêves de Robinson, mais il se peut qu'on soit appelé à perdre de vue son clocher. Or, quand nos futurs hommes sauront à l'avance combien diffère le vent qui souffle ici ou là, ils ne seront pas pris au dépourvu par toutes les aventures de la vie. En leur donnant une connaissance générale des dangers qu'ils ont à craindre, des ressources qu'ils peuvent exploiter, vous les rendrez aptes, je l'espère, à remplir dignement leur rôle dans la société.

M. Klein. — Mon ambition est surtout, Monsieur, de les former à se gouverner tout seuls, à se tirer d'embarras et à en tirer les autres au lieu de les y laisser ; à ne vouloir que des choses raisonnables, mais à les vouloir au besoin, avec fermeté. On prend si souvent les enfants au rebours ! On les blâme d'avoir des volontés. On dit qu'un enfant volontaire est insupportable… Je ne pense point ainsi. Le plus grand mal en ce monde, c'est de n'être bon à rien ; mais l'homme qui veut et qui sait ce qu'il veut, loin de nuire à autrui, est capable de rendre mille et un services !

Le Docteur. — Cette science-là, mon ami, ne se trouve ni dans les étoiles, ni dans les fleurs ; cependant la nature entière y conduit. Continuez donc ces belles recherches ouvertes à l'infini pour toutes les intelligences, et quelque jour nous inscrirons une sage devise sur votre porte de l'école : *Anima sana in corpore sano.* — Le véritable instituteur est celui qui la mérite.

CHAPITRE XXI

LES BONNES PLANTES

Le Docteur. — Ainsi donc, mes enfants, ne sortons pas de là ; nous nous occupons de la botanique comme d'une science qui permet de distinguer les végétaux nuisibles de ceux qui peuvent nous servir d'aliments. L'immense quantité de plantes qui couvrent la terre sert à cette étude, et nous sommes sûrs d'y travailler toute notre vie sans l'épuiser. Comme vous avez déjà fait de la géographie avec monsieur le maître, vous savez que la terre est grande et que, par conséquent, on peut rencontrer aux différents points de sa surface une variété infinie d'espèces. Vous savez en outre que cette terre, où Dieu nous a fait naître, tourne sans cesse, étant ronde, et que ses évolutions autour du soleil constituent les climats. Or les plantes qui ont besoin de chaleur et celles qui aiment l'ombre ne croissent pas dans les mêmes pays. Quand on voyage, quand on va loin d'ici, on constate ces différences, et si je voulais vous raconter l'histoire et même simplement vous dire le *nom* de toutes les espèces de végétaux connues dans le monde, nous resterions ensemble, à cette même place, plusieurs jours et plusieurs nuits, sans boire ni manger.

Contentons-nous aujourd'hui de parler des espèces de chez nous, de celles qu'on trouve dans notre patrie, où le sol presque partout est couvert de végétation. D'abord félicitons-nous d'habiter une région aussi favorisée, dont les productions variées assurent aux hommes, s'ils se donnent la peine de les cultiver, une réelle abondance. Ceci les regarde. Dieu leur a donné une terre propre à développer les plantes utiles ou nuisibles, selon que ses habitants intelligents sauront multiplier les espèces salutaires et se défendre de celles qui envahissent le sol sans profit pour eux. Ils devront surtout reconnaître les plantes *vénéneuses*, qui contiennent un poison quelconque : et si notre étude réussit à vous signaler, mes amis, quelqu'une de ces herbes que nous appelons mauvaises parce qu'elles nous nuisent, nous n'aurons pas perdu notre temps.

Pour des enfants de bonne volonté il y a là, en effet, un intérêt très-grand et une difficulté très-

grande aussi. La campagne, me direz-vous, est
verte d'un bout à l'autre. Au printemps surtout
il y a plaisir à parcourir nos champs. Il semble
que la nature ait fait sa toilette de fête : les arbres commencent par se couvrir de fleurs ; et les
feuilles, qui ne tardent pas à suivre, rendent
nos vergers touffus après qu'on les a vus blancs
comme neige. Tout du long des haies, les petits
oiseaux se font leurs nids, les uns sur les bran-
ches, les autres dans la mousse des vieux troncs.
Partout là on est gai, on chante de contentement ! Dans une si belle nature il ne saurait se
cacher quelque part un poison qui fasse mourir !
et pour s'en défier il faudrait être bien avisé !
— Laissez-nous chercher au bois les premiers
muguets, cette petite fleurette qui sent si bon ;
laissez-nous songer aux fraises qui seront rouges
et fraîches, aux cerises plaisantes et bonnes, à
bien d'autres plantes plus nécessaires qui sont
déjà superbes et nous feront du pain. Si le mois
de mai est bien chaud, si juin ne nous amène
point de nuées, nous aurons la grange pleine.
En attendant la moisson pour nos gens, il s'en
prépare une pour nos bêtes — trèfles et foins
sont tout fleuris ! — Les oiseaux chantaient en
faisant leurs nids : ils avaient, ma foi ! raison. Le
monde est grand et nous sommes petits, —
jouons ! amusons-nous bien !

Sans nul doute, mes amis, il fait très-bon vivre au village, et Dieu me garde de vous dire du mal de mon enfance qui s'y est passée, il y a bien des années! Je me rappelle mon temps d'école comme un bon temps, et les courses d'été me semblent dater d'hier, tant est vif encore le souvenir de mes bouquets d'écolier. A votre tour vous penserez de même, plus tard, dans cinquante ans! Je voudrais pourtant vous préserver de ces fâcheuses aventures qui troublent pour moi la mémoire du passé. Si j'avais eu, plus jeune, quelques connaissances en botanique, je ne me serais point empoisonné un jour en prenant pour des cerises un peu doucâtres les fruits de la *belladone*, et j'aurais, une autre fois, signalé comme émétiques les graines du *cytise* (faux-ébénier) à un camarade qui voulut en manger et en fut très-malade. L'expérience d'autrui peut vous servir.

Écoutez donc en première ligne, comment nous devons classer les végétaux en raison de leurs caractères communs. Ce classement établit ce qu'on est convenu d'appeler des familles, c'est-à-dire qu'un même nom détermine les plantes, les individus, qui ont un trait uniforme de ressemblance : —Comprenez-vous bien tous ce que j'explique?

Un élève. — Oh oui, Monsieur ! les espèces

les plus semblables sont sûrement les plus
hautes ou les plus basses : tous les grands
arbres, sans doute, vont de compagnie, et
toutes les herbes d'un autre côté ?

Le Docteur. — Pas mal, mon cher Armand ;
on voit que vous raisonnez souvent avec votre
père. Les arbres qui croissent à une hauteur
quelquefois très-élevée, ont bien entre eux un
caractère commun, celui de leur *tige* qui devient si dure et qu'on nomme du bois ; mais ils
ne forment pas une famille spéciale. On ne dit
pas la « famille des arbres, » car il se rencontre
de notables différences dans le mode de repro-
duction d'un pin, d'un palmier, ou d'un chêne.
Ils se distinguent en outre, par le degré d'uti-
lisation de leur écorce, de leur bois ou de leurs
fruits. Vous apprendrez comment de certaines
espèces de chênes sont dépouillées régulièrement de leur écorce qui est le *liége*, fort utile
dans le commerce. Nos charpentiers, vous le
savez, ne pourraient construire ni maisons, ni
charrettes, ni vaisseaux, si les hêtres, les sapins
et bien d'autres arbres, n'étaient coupés et
appropriés à ces usages. Tout ce qui nous en-
toure ici, dans l'école, est fait de bois encore
plus que de pierre.

Mais, je vous le répète, les savants en faisant
leurs classifications ne tiennent aucun compte

de l'importance des objets créés par rapport aux services que nous en tirons ; ils ne s'occupent que de reconnaître les types semblables dans la nature. Pour me comprendre, cueillez une tige fleurie de haricots ou de pois dans le jardin de vos parents. Ces plantes sont très-faibles : on les dit *herbacées* parce qu'elles sont des herbes, et sans les rames qui les soutiennent, elles traîneraient à terre. Eh bien ! nous avons devant l'église deux grands acacias très-hauts, très-solides, qui fleurissent chaque printemps et dont vous connaissez la fleur d'un rose pâle. Ce ne sont point des végétaux herbacés, ceux-là, ce sont de véritables arbres, à tige *ligneuse*, et cependant comparez leur fleur à celle du haricot, à celle du genêt, de la fève, de la lentille, vous remarquerez de suite qu'elles sont toutes semblables, et qu'elles ont plus ou moins la forme d'un papillon ; aussi les nomme-t-on *papilionacées* dans la grande famille des *légumineuses*. Aucun de vous désormais ne pourra s'y tromper et ne confondra la famille du haricot et de la fève avec celle du blé et de l'avoine ! la graine d'abord, formée de deux moitiés chez les premiers, est tout d'une pièce chez les seconds !

Un élève. — Qu'elles soient de deux pièces ou d'une seule, toutes ces graines-là, Monsieur, sont bonnes à manger. Des fèves ! du blé ! on connaît cela ! mais je voudrais connaître à des signes certains les plantes et graines mortelles. Pourquoi donc ne pas les mettre ensemble et les indiquer pour qu'on les fuie ? Cela serait bien plus commode, car on s'éviterait ainsi d'avaler quelque poison en ignorance de la chose. Si vous nous en donniez le moyen, je vous promets de ne plus l'oublier.

LE DOCTEUR. — Ah voilà une superbe idée de mon ami Adolphe ! Ce serait bien commode, en effet, si la nature nous faisait reconnaître, à de sûres indications, les plantes destinées à nos estomacs par le Créateur et celles qui doivent nuire à notre vie ! On irait, on viendrait à travers les pays d'aspects et de cultures variées. On se dirait : je suis bien tranquille ! Je connais les *légumineuses*, elles se ressemblent partout, et toutes me sont salutaires : je connais les *graminées*, famille du blé, de l'orge, de l'avoine, de toutes nos céréales. Allons ! toute la terre, sans doute, est préparée pour moi à l'avance, puisque je suis le roi de la création ! ma nourriture doit être assurée dans tous les lieux habitables : — que je connaisse encore la famille de la pomme de terre, il doit y en avoir de bien des façons, et je serai certain de ne point mourir de faim !

Ce raisonnement très-faux, mes amis, vous mènerait rapidement à votre perte, et vous ferait accepter sans examen des aliments qui causent la mort; car les végétaux, pas plus que les animaux, n'ont été créés *tous* pour l'homme. En déterminant les traits de ressemblance que les individus ont entre eux, on ne tient compte que de leur structure, sans s'inquiéter de leur degré d'utilité. Quand on vous fait observer comment le bœuf et le mouton sont des animaux qui ont le pied fendu et qui *ruminent*, on ajoute que le cheval a le sabot différent et l'estomac aussi : — ces bêtes à quatre pattes n'appartiennent donc pas à la même famille, quoique ce soient de bonnes bêtes. De même on ne met point ensemble, selon l'idée d'Adolphe, les *bonnes plantes*. Il s'en trouve un peu partout : à nous de les chercher : c'est en cherchant qu'on trouve. La science se charge de déterminer les caractères d'une famille : et vous, mes chers enfants, vous vous efforcez de profiter de ces caractères quand ils vous signalent un individu utile ou dangereux.

Un élève. — Alors, Monsieur, ce n'est pas aisé du tout si nous sommes obligés de découper les fleurs en morceaux comme vous faites avec une lorgnette : et puis de regarder ce qu'elles ont dans le corps ! Aucun de nous n'aura le temps d'apprendre tout cela à l'école : et plus tard... aux champs... quand vous n'y serez plus ! on aura des maux de s'y retrouver !

Le Docteur. — Pas le moins du monde, Isidore ; car vous ne me ferez jamais croire que vous n'aimiez point à ramasser le fruit noir des ronces [1] sur nos haies, et que vous n'en ayiez point encore remarqué la fleur ? Vous êtes donc déjà botaniste, puisque vous avez trouvé les fleurs du *framboisier* semblables à celles du *rosier* sauvage, à celles du *fraisier*, toutes fleurs qui ont cinq pétales, c'est-à-dire, cinq découpures, comme celles de nos grands *pommiers*, de nos *cerisiers*, de nos *pêchers*, de nos *amandiers*. Tous les fruits de ces arbres-là sont excellents et vous avez appris, sans leçons, comment on les croque ! Cependant je ne vous cache pas que le noyau de la pêche, celui de l'abricot, contiennent un poison des plus dangereux qu'on nomme l'*acide prussique* et qui donne instantanément la mort. On le retrouve dans les feuilles du *laurier cerise* [2]. On doit l'éviter sans s'en effrayer outre mesure. Les substances végétales les plus violentes sont employées avec profit par la pharmacie et très-utiles dans le traitement de nos maladies. La nature a souvent mis notre secours au

1. Framboisier sauvage de la famille des rosacées.
2. Botanique de Richard. *Histoire naturelle*, tome III, page 652.

fond des choses : mais il faut savoir l'y puiser.

Surtout il faut savoir modérer sa gourmandise, et ne pas mordre dans tous les fruits, ne pas goûter *toutes* les herbes : nos bonnes *rosacées* elles-mêmes, vous le voyez, sont quelquefois redoutables. A plus forte raison la famille des *euphorbiacées*, dont vous vous amusez sans cesse et bien à tort! Toutes les plantes de cette famille sont essentiellement âcres, caustiques et vénéneuses [1]. Elles doivent leurs propriétés délétères au suc laiteux qu'elles contiennent. Aussi faut-il éviter de porter la main à son visage lorsqu'on a cueilli quelque plante de cette espèce-là. Bien des enfants se sont causé des maux d'yeux persistants en jouant avec ces perfides euphorbes ou *tithymales*. — L'huile de *croton* est employée par les médecins — également l'huile de *ricin*, l'*ipécacuanha*. Toutes ces drogues purgatives sont extraites d'individus de la famille en question. Ayez donc un vrai respect pour ces plantes laiteuses, quand vous en rencontrez et laissez-les de côté [2]!

Ne cueillez aussi qu'avec une prudence ex-

1. Botanique de Richard. *Histoire naturelle*, tome III, page 280.

2. Richard, tome III, page 279. — Le *caout-chouc* ou résine élastique, est produit par le suc coagulé d'un grand arbre de cette famille originaire d'Amérique. Si l'on entaille le tronc de cet arbre, il en sort en abondance un suc blanc et laiteux qui en se solidifiant, constitue le caout-chouc.

trême toutes nos grandes *ombelles* si majes-
tueuses avec leur panache blanc, leurs fleurs
étalées en parasol; elles nous donnent, j'en
conviens, d'utiles aliments tels que la carotte,
le panais, le cerfeuil, le céleri : de même l'a-
nis, l'angélique, le cumin sont des plantes fort
inoffensives. Mais sachez que la terrible *ciguë*,
le poison qui fit périr le grand grec Socrate, se
cache aussi dans cette famille : que fort semblable à ses sœurs, elle s'en distingue à peine par
son odeur désagréable ; et dispensez-vous de re-
chercher les espèces des *ombellifères* qui croissent
à l'ombre dans les lieux humides, ou même simplement dans l'eau, parce qu'elles sont plus ou
moins dangereuses pour l'homme et les animaux[1].

Maintenant, parlons d'une personne respectable qui habite tous nos jardins et tous nos
champs, qui jouit de la plus honnête réputation chez les riches et chez les pauvres, réputation bien méritée, du reste, car la *pomme
de terre* rend les meilleurs services. Et bien!
malgré tous ses avantages de culture et de produit, cette fidèle amie, si précieuse à nos populations, ne peut servir de garantie pour ses
parents, car la famille des *solanées*, dont elle fait
partie, est presque entièrement composée d'espèces qui contiennent des poisons.

1. Richard, tome III, page 592.

Un élève. — Comment, Monsieur ! la pomme de terre peut avoir de mauvaises compagnes dans sa race ? et sa famille peut nous faire du mal à nous autres ? Ah ! mais, je ne m'en doutais guère ! elle qui est si bonne à manger !

Le Docteur. — Ce qui prouve, mon Pierre,

Qu' « il ne faut pas juger des gens sur l'apparence !
Le conseil en est bon, mais il n'est pas nouveau [1]. »

Car toutes les *solanées* qui nous entourent en France ont un sinistre aspect, une verdure blême, sale, des fleurs ternes, sans éclat, des tiges hérissées d'épines plus ou moins rudes. On doit se défier de confondre sous cet aspect repoussant la bonne *morelle tubéreuse* [2] qui nous offre une substance alimentaire si considérable dans ses racines. La *tomate*, l'*aubergine*, qui sont également des *morelles*, sont également comestibles : mais à part ce genre des morelles, combien de solanées doivent être évitées à cause de leurs principes violents ! Comme il faut redouter de mâcher les feuilles âcres, amères, de la *jusquiame*, du *tabac*, de la *belladone !* Comme il serait sage de bannir de nos jardins ce *datura stramonium* ou pomme épineuse, qu'on cultive à cause de la beauté de ses immenses cloches blanches, mais qui contient un poison

1. La Fontaine. *Le Paysan du Danube.*
2. Pomme de terre.

très-actif et très-dangereux, dans ses tiges et dans sa graine [1]. Vous le voyez mes enfants : il ne faut pas s'en rapporter aux apparences ; le *datura* qui est fort beau, est un affreux poison : la pomme de terre si laide à nos yeux, est excellente pour notre santé. Rappelez-vous mon aventure avec les fruits de la *belladone*, très-semblables à des cerises ! Remarquez avec effroi cette vilaine *jusquiame noire* qui croît entre les murs, qui est sombre et v...ue, à tige blanchâtre, et dont les fleurs jaunes ont le centre noir. Sachez que *toutes* ces plantes sévères sont des *solanées* fort utiles comme médicaments dans le traitement des maladies graves, où elles servent à calmer, à endormir la douleur à peu près comme l'opium : mais qu'il faut absolument confier aux pharmaciens le soin de les préparer à doses scientifiques. Jamais les ignorants ne doivent se mêler de soulager les maux à l'aide de ces dangereux végétaux ! Empressez-vous d'en connaître l'importance, car le bien qu'on en tire exige des mesures absolues.

On n'est pas fâché de rencontrer dans la nature, des personnages moins redoutables que

1. Richard, tome III, p. 365. « Nous pourrions répéter pour cette plante ce que nous venons de dire précédemment des propriétés délétères de la usquiame et de la belladone, en ajoutant que la pomme épineuse les possède au plus haut degré : aussi ce végétal doit-il être également placé parmi les poisons *narcotico-âcres.* »

ceux de cette grande famille, et de s'occuper un peu des bonnes et douces *malvacées*. Voilà une famille calme et simple, dont on peut faire récolte en toute confiance ! Elle n'offre pas les propriétés médicales des puissants narcotiques, — mais si elle n'a pas la prétention de guérir les maux graves, elle n'a pas non plus la faculté d'en causer. Toutes sont adoucissantes, émollientes [1], et peuvent être indifféremment employées les unes pour les autres sans le moindre inconvénient. Quelle femme prévoyante n'a dans son armoire une ample provision de fleurs de mauves séchées ; et qui d'entre vous n'en boit une bonne infusion, très-chaude, un soir d'hiver s'il tousse, en allant au lit ! Je gage même que la mère sait rendre sa tisane plus salutaire aux enrhumés, en y ajoutant une cuillerée de miel et un peu de lait ! Vous riez, mes amis, car voilà de la science dont vous avez l'expérience. — L'utile racine de la guimauve est aussi bien connue dans les ménages : on sait que le médecin, la plupart du temps, ordonne l'application d'un cataplasme sur les panaris, sur les piqûres : dans ce but, la racine de la guimauve sera coupée par morceaux et bouillie dans l'eau ; les feuilles et les tiges de la mauve réduites en bouillie, seront appliquées sur le

1. Richard, tome III, p. 584.

mal. Quelle que soit l'espèce de mauve, peu importe ! nos grandes roses trémières de jardin (passe-roses) peuvent remplir le même office. Cette famille des malvacées est donc bien innocente [1] puisqu'aucun individu de cette espèce ne peut nuire ! y compris cette grande malvacée d'Amérique (le *theobroma cacao*) qui atteint 12 à 15 mètres de hauteur et dont le fruit sert à préparer un mets fort apprécié, surtout des enfants ! Voyons, qui va me dire ce qu'on fait avec le *cacao* ?

UNE ÉLÈVE. — Le cacaoyer est un arbre dont les graines, grillées et pilées comme les graines de café, servent à fabriquer le chocolat. L'espagnol Fernand Cortès a rapporté cela du Mexique, dans les temps (1519).

LE DOCTEUR. — Grand merci, ma chère Zélie, de votre précieux renseignement : ces messieurs vont le noter. Mme Klein, on le sait, ne néglige aucune occasion de vous instruire. Aussi j'espère qu'elle voudra bien vous autoriser à recueillir de votre côté quelques échantillons de plantes pour notre prochaine séance. Nous avons causé aujourd'hui de choses et d'autres : mais il est bon de vous exercer à appliquer nos observations. Ainsi donc pour notre étude de

---

1. Les fellahs d'Egypte mangent les jeunes feuilles de mauve, après les avoir fait bouillir.

jeudi, nous ferons choix d'une famille et nous en déterminerons les caractères remarquables.

Une Élève. — Monsieur, est-ce qu'il y a comme cela beaucoup de familles, avec celles que vous venez de nous nommer ?

Le Docteur. — Ma chère enfant, on connaît déjà plus de 100,000 végétaux, découverts par les voyageurs sur la surface de la terre : et ces végétaux, à mesure qu'ils sont mieux appréciés, se classent en *familles* dont le nombre va s'augmentant sans cesse ! Notre tout petit aperçu vous donnera une légère idée des travaux de nos savants, pour vous apprendre à les respecter. Et comme vous êtes animés du désir très-honorable de vous instruire de plus en plus, vous pouvez, en continuant vos leçons, vous rendre compte de la diversité des espèces, plus considérable qu'elle ne vous paraît l'être dans notre propre pays : recueillir *toutes* les plantes de la contrée et remarquer combien leur floraison diffère : celles-ci fleurissant au printemps, d'autres bien plus tard[1] : les unes vivant un an, d'autres deux ans, et bien plus de deux ans ! Accoutumez-vous, en les cueillant, à les considérer comme des êtres dont les propriétés vous sont inconnues, et ne les portez point à votre bouche avec cette déplorable étourderie qui distingue les enfants. Un

____

1. Plantes annuelles : — bisannuelles : — vivaces.

jeune veau, un jeune dindon, est protégé par son instinct contre la nourriture qui lui serait funeste : — un enfant, au contraire, engloutit avec une vorace ignorance les aliments nuisibles aussi bien que les bons. S'il n'étudie pas les plantes, pour s'exercer à les connaître, il reste très-inférieur aux animaux qui les connaissent d'eux-mêmes ! Dans notre fable « Rien de trop » ne dit-on pas :

> De tous les animaux, l'homme a le plus de pente
> A se porter dedans l'excès.
> Il faudrait faire le procès
> Aux petits comme aux grands.....

Bientôt, mes amis, vous aurez compris la nature des végétaux qui se reproduisent par une graine double, partagée en deux moitiés égales comme celle de l'amande et du haricot [1] ; — la nature, différente, des plantes qui sortent de terre par un tuyau, comme le blé dont le grain unique a donné naissance à cette tige [2] ; vous apprendrez ensuite que d'autres espèces se reproduisent sans graines [3]. Et parmi ces derniers végétaux, nous nous occuperons surtout des champignons, généralement si dangereux.

UNE ÉLÈVE. — Pour lors, Monsieur, vous aurez la bonté de nous renseigner sur la manière

1. *Dicotylédonés.*
2. *Monocotylédonés.*
3. *Acotylédonés.*

de ne pas s'empoisonner avec cette denrée-là ! Ma sœur, la grande Julie, en fait son régal : mais quand j'en rapporte, la mère dit toujours : Vous vous ferez malades : vous ne savez pas connaître ceux qui sont mortels au monde !

Le Docteur. — Votre mère a raison, Michel : et si je savais vous renseigner je le ferais de tout mon cœur : mais impossible de vous signaler la moindre différence constante entre les champignons d'espèces vénéneuses et ceux qui sont bons à manger. Il n'y en a pas ! On les confond toujours ! — les plus mauvais sont tout pareils aux excellents. D'ailleurs la présence d'un seul champignon pernicieux suffit pour altérer les bonnes espèces dans tout un canton : comme une courge, une citrouille gâte dans un jardin la qualité des melons ses voisins. Il serait donc très-sage, mes amis, de renoncer [1] à la cueille des champignons ; et ne pouvant exiger de vous cette promesse, je vous indique simplement le procédé par lequel les espèces les plus vénéneuses deviennent inoffensives. Il suffit de couper les champignons en morceaux et de les laisser macérer pendant *deux heures entières* dans une eau acidulée par deux cuillerées de vinaigre pour un litre d'eau. En les lavant ensuite et les

1. S'abstenir de tout champignon qui commence à se faner, qui à été cueilli depuis plus de 24 heures.

faisant bouillir à grande eau, vous pourrez manger les champignons les plus suspects sans crainte d'être empoisonnés par eux ! — mais le liquide dans lequel ils ont trempé doit être scrupuleusement jeté, car *il contient le poison !* Cette observation nous vient d'un naturaliste très-dévoué, Frédéric Gérard, qui en a fait l'expérience prolongée sur lui-même et sur ses enfants pendant trois ans [1].

L'heure nous presse aujourd'hui et je ne vous ai point encore donné votre tâche. Pour la prochaine séance, je tiens à réunir une masse d'échantillons de la famille des *labiées*, qui comprend ces herbes si parfumées dont nos bois sont remplis et même aussi le bord de notre petite rivière. Je choisis cette famille à cause de ses caractères tranchés, qui en signalent les genres : et surtout à cause de son innocence. Aucun individu nuisible ne s'y trouve confondu. Cueillez-nous donc, en vous promenant, les *sauges*, le *romarin*, la *lavande*, la *germandrée*, le *thym* serpolet, si recherché des petits lapins, et cette *mélisse*, cette *menthe*, que distillent les pharmaciens. Vous distinguerez sans peine à leur feuillage qui sent si bon lorsqu'on le froisse, ces plantes droites sur une tige carrée, avec leurs feuilles disposées deux par deux le long de la

1. Louis Figuier, *Année scientifique*, 1862, page 381.

tige, et leurs graines — si vous savez les dé-couvrir ! — rangées au nombre de quatre — toujours quatre ! — au fond de ce petit godet vert qui porte la fleur.

Cherchez, mes bons amis ! faites-moi des bouquets. Une autre fois je vous expliquerai, en l'analysant avec vous, ce que c'est qu'une fleur : comment elle se développe et comment Dieu a voulu que l'air et la lumière fussent aussi nécessaires aux enfants qu'aux fleurs : car dans sa bonté, il les a créés semblables, au début de la vie. — Allez ! et revenez-moi tous jeudi !

CHAPITRE XXII

LES BONNES BÊTES

Rosalie. — Pourtant, Marie, l'idée de Jacques
me semblait sage : je ne comprends pas ta raison d'y faire obstacle ! En te prenant ton vieux
Bijou, qui n'est plus d'usage, ces marchands de
la foire ne faisaient pas une fameuse affaire,
mais ils le trouvaient bon assez pour traîner leur
armoire roulante, et cela t'en débarrassait ! Un
cheval n'est qu'une bête de peu d'amitié dans
la maison; et puis, 30 fr., finalement, c'est autant de trouvé !

Marie. — Que veux-tu ? ma petite Rosette : tu
es plus jeune que moi en ménage; tu n'as pas
encore raisonné tant et tant de choses dans nos
vies... Plus tard, tu verras comme on s'attache
à ces bonnes bêtes ! — Il y aura quinze ans à la

moisson, songes-y un peu! Jacques est venu avec ses deux chevaux chez mon oncle, qui était donc son cousin. Il nous amenait un char de foin pour nous aider à la ferme de la Breuil, vu que l'incendie des granges avait détruit nos fourrages en plein été, — un gros malheur! Cette action nous l'a fait connaître pour un garçon brave et juste. Mon oncle a consenti que je sois sa femme : et pour lors, de ce moment-là nous nous sommes parlé. Tu conçois, on n'oublie point!

Rosalie. — Quoi! notre Jacques avait ces mêmes bêtes il y a quinze ans! Cela nous marque si ton Bijou est jeune ou vieux, Marie, et s'il peut vous être profitable! A la herse, passe encore; car pour le charroi on ne peut plus l'y atteler. — Vrai, l'avoine qu'il mange en nourrirait mieux un autre.

Marie. — Si je le garde, ce n'est pas pour le charger de lourds ouvrages; — il ne me plaît pas qu'on fasse du mal aux animaux, ma chère Rose, tu le sais bien. Ils nous assistent, et nous pouvons, sur leurs vieux jours, leur rendre la pareille. « Toute peine, dit-on, est digne de loyer. » Je pense, d'ailleurs, tirer encore quelque service du pauvre Bijou pour mes courses à la ville. Puisque ma petite devient si bavarde, je l'envoie chez les Klein avec ses frères, et cela va me laisser du temps pour retourner vendre mon beurre et mes œufs, comme autrefois.

Rosalie. — Pour le coup, ma chère amie, en voilà bien d'une autre ! Mademoiselle ta fille qui est haute comme le genou à son père, elle a devant elle le temps d'apprendre ; — laisse-la d'abord pousser !

Marie. — Quand elle resterait en classe du matin jusqu'au dîner de midi, cela ne serait pas dommage, ma fille, je t'en réponds ! qu'elle sache ses lettres ou qu'elle ne les sache pas, peu importe ! — du moins je n'aurai pas la tête cassée de ses cris en tournant dans mon ménage. Alors, deux fois la semaine, j'endosserai à Bijou les grands paniers du bât, et nous irons, nous deux lui, faire un tour au marché. Les dames aiment mon beurre de préférence, parce que ma *crémeuse* ne laisse point rancir ma crème. Il est nécessaire que je tire un bon produit de cette machine-là, qui m'a coûté 10 fr. !

Rosalie. — Oh ! la futée ; je voudrais connaître la chose et l'objet dont tu ne saurais tirer avantage, toi ! Quelle invention ! au lieu de porter ta hotte sur tes épaules, tu vas mettre la marchandise sur le dos de Bijou ! et les 30 fr. du saltimbanque seront tôt regagnés ! Tu t'entends au commerce !...

Marie. — Je l'avoue, ma mignonne, l'intérêt

n'est pas seul à me conseiller; pourtant je n'en dédaigne pas le bénéfice, si petit soit-il. Quand on a quatre enfants, un homme qui travaille sans relâche, on n'a pas le droit de faire la paresseuse. Du reste, notre Bijou ne regimbera pas à porter mes œufs, et le pas doux qu'il a ne me les veut point casser.

ROSALIE. — Ce n'est rien d'aller de pieds! mais c'est le poids de la charge! toute cette hottée, merci! On en a son comptant! surtout la haute cage aux fromages qui vous branle au-dessus de la tête!... cela n'est pas commode. — Mais nous autres n'avons pas de cheval... Si je décidais Claude à m'acheter un âne, il me serait utile aussi bien? Qu'en dis-tu, Marie?

JACQUES. — Bon! les femmes jasent entre elles, c'est signe que la besogne est finie à la maison et ne chôme pas, car elles ont lu dans les belles fables du dimanche celle cù la fourmi raconte :

> Ni mon grenier, ni mon armoire
> Ne se remplit à babiller.....

ROSALIE. — Tu nous fais frayeur, frère, avec ta grosse voix qui gronde! Et c'est vrai, ce que Marie m'annonçait? tu gardes Bijou? tu ne le vends plus?

JACQUES. — Ma foi! j'en apporte la nouvelle; j'ai repris ma parole au danseur de corde. Il y tenait en diable ; mais il ne l'aura pas, femme, sois tranquille, il ne l'aura pas ! L'écurie neuve recevra encore le vieux serviteur !

MARIE. — C'est notre devoir, à cette heure, de nous occuper à lui préparer une heureuse vieillesse ; tu as bien raison, l'ami, et je te remercie d'y songer. S'il a vingt ans, c'est tout le bout du monde : ainsi il peut vivre dix ans étant soigné, car on assure une longue vie, aux bêtes tout comme aux gens, par les bons soins qu'on en a !

ROSALIE. — Encore un peu les bestiaux seront logés dans des palais, et mieux que n'étaient les personnes du temps jadis. D'abord, je t'approuve ! Tu fais une écurie, et bien fais-tu, Jacques, de n'y rien épargner. C'est comme nous en bâtissant notre maison : Claude a voulu tout ce qu'il y a de mieux et de plus propre !

MARIE. — Il en coûte davantage, mais on évite les maladies ; — autant vaut faire gagner le maçon que le pharmacien, c'est plus agréable ! Petit à petit, on achève ainsi chaque année son habitation : en premier celle des chrétiens ; vient ensuite la demeure aux animaux.

JACQUES. — La belle avance, quand par manque d'air on provoque la *morve* dans une écurie ! C'est une maladie qui est non-seulement mortelle aux bêtes, mais qui se communique aux hommes. Martin le soldat, en revenant de sa campagne de mer, disait comme il a vu les chevaux entassés sur le bord des navires, ce qu'ils appellent *arrimés* : et comme au bout du temps, faute de lumière et de mouvement, tout cela s'est mis à mourir de la morve ! C'est une expérience qui nous avertit.

ROSALIE. — Oh ! ta Chine, c'est si loin, à ce qu'il paraît ; — je n'y voudrais point aller chercher des éventails. — Mais ce mal de la mer n'est pas à redouter pour nos bêtes, car, selon le proverbe, elles sont ici sur le plancher des vaches ! n'aie donc pas de souci !

MARIE. — Ce n'est pas ce que Jacques entend, ma mie, — il pense à la privation causée par ces longs voyages, et il suppose que la même maladie résulte aussi de la négligence de soins. Quand la maison est saine, on s'y porte mieux ; quand l'écurie est aérée, les bêtes y vivent bien. Ce qui est vrai pour les uns, l'est aussi pour les autres.

JACQUES. — Mes mesures sont prises : mon écurie sera pour deux chevaux et trois vaches, et je les sépare les uns des autres par un petit mur à mi-hauteur. J'ai trois mètres du sol au plafond ; — mes fenêtres sont à deux mètres au-dessus du sol, plus larges que hautes, et je les ferai ouvrir de haut en bas[1]. De cette façon,

1. Maison rustique, tome II, page 327. Madame Millet Robinet.

j'ai la facilité de *ventiler* tant que je veux, et ce-pendant j'évite les courants d'air, qui sont nui-sibles, surtout quand un cheval rentre à l'écurie après un rude travail et qu'il a le poil mouillé.

MARIE. — J'aurais préféré une écurie des va-ches à part de la tienne, mon bon Jacques; mais tu m'as démontré la raison d'économie, rapport aux murailles et à la toiture. Je tiens seulement fort à ce que tu me fasses un *plafond* pour pro-téger les animaux du froid pendant la saison d'hiver. Et combien m'assures-tu d'espace entre chaque bête, en côté et par derrière?

JACQUES. — Le plan que j'adopte te donne trois mètres pour deux vaches; en conséquence, nous disons, pour trois vaches, quatre mètres cinquante; — de même trois mètres pour la longueur de l'animal, entre la mangeoire et la rigole qui ramasse les eaux. En plus, rien n'est perdu, car tout cela est emmené par un conduit sur ma fosse à fumier, derrière la maison.

ROSALIE. — Tu m'as tout l'air, frère, de res-sembler à ces beaux messieurs du comice de département, avec ton étable de luxe! Je me demande seulement où ta femme va prendre le temps d'attifer ses bêtes à cornes pour qu'elles soient dignes d'habiter là-dedans. En vérité, je n'en sais rien!

MARIE. — Oh! la laide moqueuse; elle espère

d'embarrasser le monde avec sa langue ! Eh bien, tu te trompes, Rosalie, — tu vas le voir. M. le maître s'arrange pour ne pas enseigner à la fois tous nos enfants. Élie, qui est de la grande classe, s'en ira le matin avec sa petite sœur, dès la soupe avalée. Mes deux gars, n'allant à l'école qu'après le dîner, auront chacun sa vache à faire brillante. Je me réserve de traire moi-même; mais je veux leur montrer à étaler la litière fraîche, à débarrasser le fumier et à nettoyer les animaux.

Rosalie. — Le fait est que la propreté les tient en santé, et qu'il est indispensable de les décrotter tous les jours, à grande eau, — tes garçons s'y mettront très-bien, ton idée est bonne; cela les occupe et cela t'aide. Pas moins là-haut, à la fabrique, c'est une vraie comédie : les filles de cour chez madame Richard vous passent à la brosse et à l'étrille jusqu'aux habillés de soie, tels que les chevaux du cirque à Franconi. Cela rend notre grand'mère Toinon colère comme un coq-d'Inde, quand elle entend parler de ces manières nouvelles !

Jacques. — Ma petite Rose, tu me feras plaisir de parler de notre grand'mère avec plus de respect, malgré ses manies. A son âge, nous en aurons bien d'autres, si nous y venons ! Tant qu'à soigner les animaux, on ne le fait pas par caprice. — Ce sont les personnes du monde instruit qui ont trouvé ces moyens d'agir [1]. On y sert son intérêt. Les porcs deviennent plus pesants, les veaux plus gras, quand on surveille leur logement et leur nourriture. On les vend mieux, et c'est tout profit.

MARIE. — Je le sais bien ! et si je pouvais sortir notre cochon de sa cage sale et infecte, il n'en ferait que du lard meilleur. Et même, si tu me construisais une bonne loge bien saine avec une petite cour pavée sur le devant, entourée d'un mur de 1^m à 1^m, 30 de hauteur !! Je voudrais engraisser tous les ans quelques jeunes avec mon *caillé*, — ce sont des animaux qui rapportent beaucoup : et c'est bien facile !

JACQUES. — Sans doute ! tout est facile quand on a du temps et de l'argent, les *deux* richesses ! Mais une femme de ta qualité, Marie, tire parti même des choses peu productives — à plus forte raison des bonnes ! — Je te ferai donc une cour à porcs, puisque tu en as la volonté. — Après toutes ces bâtisses-là il ne te restera guère de place pour ton poulailler ?

ROSALIE. — Ah ! j'aime mieux les poules que les cochons ! ma chère amie, faire des couvées

---

1. Les vaches captives dans les étables de Paris, les singes *enfermés*, meurent de phthisie tuberculeuse ; on n'a pas observé cette maladie chez les animaux qui vaguent à l'air libre. MICHEL LÉVY.

de canards, d'oies, de dindons, parlons-en ! Une cour de campagne est superbe quand on entend glousser toutes les espèces. Mais voilà ! cela donne bien du mal, et on n'est sûre de rien. Vous croyez avoir prévu tous les détails, et puis un orage vous tue vos poulets dans la coquille; et puis la vermine et la pépie vous emportent vos volailles ! Alors c'est une véritable désolation !

MARIE. — On ne sait pas, ma Rosette ! La plupart du temps, je le suppose, les maladies seraient prévues ou empêchées, si on savait ! Ainsi par exemple, nos bêtes à plumes sont pareilles aux autres ; — elles ont besoin de chaleur, mais il leur faut aussi de l'air et du jour. Remarque au contraire, comme tous les poulaillers sont des trous noirs ! comme ils sentent mauvais ! car *jamais* on ne les a nettoyés ! C'est abominable de loger de pauvres oiseaux dans ces endroits-là ! Quand je vois les poules de madame Richard, elles me paraissent les plus heureuses de la terre !

ROSALIE. — Pardi ! elles sont quasi dans un jardin ! Leur salle grillée est si grande qu'on y a planté des arbustes ; elles trottent à leur aise : elles grattent, elles perchent ; et le soir une belle cabane les enveloppe. Rien n'y manque, — et la petite pièce d'eau pour les baigner ! Les nôtres sont élevées à la dure.

MARIE. — Je crois que nous pourrions les élever plus proprement : leur établir une cage saine et nette, avec des murs bien cimentés à la chaux et au sable. Dans les moindres crevasses se nichent les mites et autres insectes, qui pullulent si vite. On ne vient plus à bout de les détruire et un poulailler est empesté.

JACQUES. — Je me le suis laissé dire, la meilleure exposition d'une basse-cour est le plein midi, ou tout le moins le soleil levant, pour s'abriter du vent du nord, si fatal aux couvées. On ne peut pas enfermer ses poules, c'est évident ! Cependant je voudrais t'établir un treillage à claire-voie pour former une manière d'enclos dans le fond de notre cour : à gauche, n'est-ce pas ? De telle sorte, les petits n'iraient pas rôder partout.

ROSALIE. — Les grosses bêtes ont sitôt fait d'écraser les petites. — Les chevaux, les vaches, sont d'une adresse avec leurs coups de pieds !... quand une couvée réussit complète, c'est une chance assez rare.

MARIE. — Mais oui, l'ami, une grille en bois me convient assez, — si tu as le soin de serrer tes lattes un peu proches l'une de l'autre dans le bas pour arrêter les fuyards, qui passent au travers. Je ne te demande pas de me bâtir un poulailler immense : j'aime mieux à la suite me réserver un bon hangar, où par le mauvais temps, mes oiseaux se sauveront de l'humidité de la cour. Les canards se plaisent à la pluie; mais nos oies, tu le sais, Rose, ne souffrent pas d'être mouillées : car une ondée fait périr de suite toute une couvée d'oisons. Sous un hangar tout le monde se remise et jouit du grand air.

Rosalie. — Bien pour la journée, mais il faut toujours à la nuit rentrer un chacun dans les cages bien closes. Si ton poulailler avait du jour, même de toutes petites fenêtres, les belettes et les loirs en feraient usage. Ainsi donc, sauf l'entrée qui doit se composer d'une porte à planchette, je ne vois pas qu'on puisse sagement y donner d'air. Faute de fenêtres, nos bêtes étouffent dans la malpropreté , mais comment faire ? on n'y peut rien.

Marie. — Bah ! on peut ce qu'on veut ! Tu n'as donc pas fait attention chez madame Richard, les poules ont des fenêtres à leur maison tout comme les vaches et les cochons ! Seulement au lieu d'être vitrées elles sont garnies d'un grillage en fil de fer serré, serré, qui semble une toile à mailles ! Le volet qu'on y pose en dehors ne se ferme sans doute point pendant les nuits chaudes : on le pousse les soirs de grand vent. Ainsi mesdames les fouines sont bien attrapées et les gallines dorment fraîchement logées.

Rosalie. — Tiens ! je n'y songeais pas ! avec cette précaution-là on ne trouve pas à ses bêtes le cou sucé le lendemain matin. Mais en hiver comment peut-on les garer de la gelée ?

Jacques. — Une botte de foin, ma bonne, fait l'office de rideau ouaté, ou bien encore les paillassons de jardin. Nos fils à l'école apprennent à fabriquer tous ces outils-là.

Marie. — Ah le brave homme que notre maître ! Tu sais, depuis les nouvelles leçons de monsieur sur les herbes des champs, voilà t-il pas que mon Armand connaît la *ciguë* à cette heure, ce bonhomme ! Maman, qu'il dit, faut prendre garde ; c'est une plante en *ombrelle*, qui fait mourir les oies. Dès qu'elles en ont avalé une feuille, elles tombent les ailes étendues, prises de convulsions. — En leur administrant sur-le-champ du lait frais, avec de la rhubarbe, on peut encore les sauver [1].

Jacques. — A-t-on jamais vu le gaillard ! ah ! il sait la botanique à présent ? J'ai toujours prédit qu'il était bâti pour apprendre, celui-là, — plus encore que ses frères, Marie, car il a de

____

1. *Maison rustique,* tome II, page 478. Madame Millet Robinet.

l'esprit tout comme toi ! D'abord, c'est ton portrait, et ton mignon aussi.

Marie. — Dis donc le tien ! tu n'as des yeux et des oreilles que pour les malices qu'il nous débite. Je veux pourtant le croire : il retient mieux que pas un autre, — la classe étant si bien dirigée, on a du plaisir à leurs progrès. Et pour les choses de la maison, en voilà déjà plusieurs dont je profite...

Jacques. — Par le fait, j'aime de voir un enfant surveiller la nourriture de ses volailles ou bestiaux avec connaissance quand il les garde aux champs. Faire des sifflets ou des chapeaux de paille, c'est une amusette paisible pour des garçons ; mais les journées qu'ils passent assis sous un saule ne comptent guère pour leur meubler les idées. Le temps perdu, en outre, ne se retrouve jamais, et dans la vie d'un homme on s'aperçoit s'il a été désœuvré et mutin étant petit. Les premières habitudes lui revenant, cela fait tout simplement un paresseux, un bon à rien !

Rosalie. — Pour lors on est tranquille quant aux neveux et à tous ceux que les Klein auront gouvernés : car à l'école, d'une manière ou d'une autre, le temps s'emploie toujours, soit à raisonner sur les images, soit à piocher la terre ou à façonner des instruments de labour. Je n'ai jamais rien vu de pareil !

JACQUES. — Aussi ma fille, qu'en résulte-t-il?
Dès leurs quinze ans, les enfants auront en vue
un état et même, on peut le dire, dès à présent! Élie, avec son goût de calculs, et qui
compte déjà comme feu Barême, fera un bon
charpentier, — c'est un état où il faut du coup
d'œil, de la sûreté dans les proportions. — C'est
son affaire! Nous le mettrons un an ou deux
à la ville chez le maître en bâtiments : et comme
il aura déjà manié la règle et l'équerre, le dessin à l'encre et au crayon, cela ira tout seul.
Au retour il apportera ici toutes les idées modernes; depuis peu on rebâtit à force dans le
pays; il y fera donc bien son métier.

MARIE. — Pour notre gros Christophe, j'ai
souvent réfléchi sur l'amitié si grande qu'il
montre aux animaux. — Te rappelles-tu, Rose,
sa patience devers ce petit agneau que la mère
lui avait cassé la patte? Il ne l'a pas quitté plusieurs nuits de suite! Cet enfant-là est fort, et
encore est-il leste ! Il n'a peur de rien, et il craint
toujours pour les autres ! Si tu m'en crois,
l'ami, on le poussera dans l'étude de ce qui fait
la santé des bêtes. Il y a du goût, d'abord! Monsieur, par un effet de sa complaisance, nous le
ferait examiner pour l'école d'Alfort : et il nous
reviendrait vétérinaire, au sortir de là !

JACQUES. — Diable ! on gagne joliment sa vie

quand on se fait une réputation de vétérinaire dans un canton! Christophe n'est point sot! Tu as raison, femme, il saura s'en tirer. Tout cela, d'ailleurs, c'est des projets qu'on prépare en devisant. Pas moins, Armand ne sera pas le plus mal partagé s'il reste à cultiver notre bout de terre! — Il aura l'intelligence de comprendre les machines nouvelles que nous pourrons adapter à notre petite exploitation. Tu veux rire, Marie; mais je gage qu'il fera un bon agriculteur tout de même! On reconnaît déjà ses précautions sur la nature de la terre, sur la qualité du grain de semence, sur le vent de tempête ou de beau temps. Il suit les nuages, la lune et même les étoiles, — pas un vieux berger qui aime la grandeur du ciel comme ce petit garçon!

Marie. —Je rends grâce à Dieu, l'ami, qui nous a donné ces trois bons enfants, forts et braves: et je remercie aussi cet honnête maître qui nous les élève si sagement. Sans lui, nous aurions beau faire et beau prétendre, la science ne leur viendrait point en dormant, et ils resteraient de lourds paysans, sans talent et sans esprit.

Rosalie. — Eh bien! ma chère, je suis de ton avis tout à fait! Nos enfants de village ont besoin plus que d'autres de savoir un peu de tout, puisqu'ils sont destinés à tout faire en ce monde.

La culture est un grand travail éternel qu'on ne
saurait trop bien préparer : et les beaux messieurs qu'on dresse aux lycées pour être no-
taires seraient tous en peine assez du manche
d'une charrue, si on leur mettait dans la main !

JACQUES. — C'est vrai, Rose, sans doute : —
ce qui n'empêche que la plume est aussi nécessaire à un homme des champs qu'à tous les
autres, et surtout l'observation de la nature,
puisque la nature le nourrit !

CHAPITRE XXIII

UN SOUPER D'HIVER

Marie. — Approchez-vous du feu, grand'mère, et posez vos sabots mouillés. Ces bonnes pantoufles de flanelle sont chauffées à l'avance; mettez-y vos pieds. On est bien quand on a chaud.

La mère Toinon. — On est bien, ma fille, dès qu'on entre dans ta maison. La nappe est mise, la bûche flambe, la soupe se cuit, et les marmots en arrivant tout à l'heure vont la trouver prête. N'eussent-ils pas si bon appétit, le moyen de ne point faire fête à ce beau petit souper qui attend ton monde? Un chacun y prendra sa part joyeuse. Qu'est-ce que tu as donc là dans ta marmite qui fume si fort, Marie?

Marie. — Vous le verrez, vous le verrez! N'allez-vous pas soulever le couvercle avec

votre canne? Demandez-moi plutôt pourquoi
j'ai mis mon fichu des dimanches, et pourquoi la
lampe de cuivre est allumée... Cela ne vous dit
donc rien?

LA MÈRE TOINON. — Mon Dieu, tu ne me sembles
pas plus belle un jour que l'autre, mais toujours
si fraîche et blanche, c'est un plaisir de te regarder. Les autres s'attifent trois ou quatre fois
l'année ;— toi, ma fille, plus avenante dans ton
cotillon de tous les jours, on te croirait parée
pour une assemblée !

MARIE. — Eh bien donc, puisqu'il en faut convenir, vous aurez à ce soir une fête complète,
que nul n'y voudrait manquer !

LA MÈRE TOINON.— Je n'y songeais point, pourtant ! nous sommes à la veille de la Noël !! Et
moi qui n'ai rien apporté pour les enfants...
C'est incroyable, en devenant vieux, comme
les idées s'embrouillent.

MARIE.—Mais c'est à nous à vous la souhaiter,
grand'mère, car cette nuit vous renaissez avec
le petit Jésus, et votre anniversaire est un bonheur de famille.

LA MÈRE TOINON. — Viens, mon fils Jacques, te
voilà donc ! et Claude avec ma Rosette, et mes
grands coureurs de bois pendant que mes plus
petits dorment. — Allons ! tout le monde, em-

brassez votre grand'mère, et ne badinons pas, car demain j'entre en 89 !

JACQUES. — Si vous y tenez, maman, on vous dira vieille. Mais chacun en peut douter à vous voir si vive, à moins qu'on ne rappelle depuis combien de temps vous rendez service aux gens.

CLAUDE. — Il faut, pour bien faire, continuer comme cela, grand'mère, encore cinquante ans : alors nous serons vieux tous à la fois — ce sera bien plus agréable ! aucun ne sera grondé par les autres.

LA MÈRE TOINON. — En voilà des folies ! Le monde serait beau, ma foi ! si les jeunes ne venaient pas lui rendre la santé ! Chaque saison, son habit ! mon garçon — au printemps la floraison des arbres — à l'été, les fruits : mais à mon âge on grelotte la neige, et c'est ce que l'hiver et moi nous faisons !...

JACQUES. — Avec cela que vous êtes engourdie à cette heure, et que vous posez en place, parlons-en ! Dans les temps vous avez dû en abattre de la besogne, et c'était pour sûr, à qui du soleil ou de vous, serait le premier éveillé !

LA MERE TOINON. — Votre grand'père, mes enfants, ne dormait pas plus tard qu'il ne devait ; — nous avions un gros labour ; trois charrues, dix vaches ! Il était à tout. Souventes fois il disait : c'est toi, femme, la dernière debout, la première levée.

Marie. — Je le crois, maman; vous étiez si forte ! Et ce métier-là contribuait à votre gaillardise. Vous portiez le travail et la peine aussi aisément qu'une botte d'herbes sur la tête.

La mère Toinon. — Tu m'y fais repenser ! Je me sauvais tout juste à l'herbe dès que nos gens avaient mangé la soupe et partaient aux champs. A la grande rosée du matin, devant que mes enfants n'aient bougé, j'avais ramassé une charge haute comme la table ! J'écoutais l'alouette chanteuse, et l'angélus commençait de tinter.

Rosalie. — Pour matinière vous l'avez toujours été, grand'mère, puisque vous l'êtes encore ! Nos dames de ville répètent bien : « Oh la campagne, la verdure y est si bonne et fraîche au soleil levant ! on respire mieux et cela donne appétit ! » Mais elles en parlent du fond de leur lit, et cela fait rire !

Jacques. — Femme, entends-tu la Rose ? N'indique-t-elle pas l'heure de ton souper ? quand il sera à point, nous y sommes ! sans attendre les enfants , car le maître les aura retenus à l'école pour cette leçon de géographie qui les amuse tant !

Rosalie. — D'où vient, ma bonne, que tu ne

fais point bouillir ton lait dans la poêle à frire ? Tu aurais plus vitement fait.

MARIE. — Écoute, cela va déplaire à la mère : j'ai mis ma poêle au clou pour tout ce qui est laitage. Je ne m'en sers absolument que pour la graisse et les fritures, omelette ou autre. Premièrement une poêle garde un goût de poisson ou d'oignon brûlé qui gâte le reste...

LA MÈRE TOINON. — C'est des idées que tu as là, ma fille, et n'importe ! Tu peux agir à ta guise, — je n'y trouverai jamais rien à reprendre. Pas une ménagère ne me donne confiance comme toi et ne me ragoûte dans sa cuisine. Cela tient peut-être à la propreté de tes ustensiles plus qu'à ce que tu mets dedans...

MARIE. — La manière de s'y prendre y fait beaucoup, grand'mère : Monsieur m'a encore appris cette chose avec bien des autres. « Marie, dit-il, des aliments n'ont pas besoin d'être coûteux, mais ils sont bien plus profitables à l'estomac quand on les a bien préparés. » Depuis lors, j'ai compris que la santé dépend en grande partie de ce qu'on mange : et j'y veille de mon mieux. Nos garçons trouvant la soupe au lait plus sucrée sans ognon, je n'y en mets point, — il est facile de les contenter.

ROSALIE. — Oui, mais vois donc ! on a tôt fait flamber un fagot et la poêle s'avance dessus.

Comme on la décroche on la repend dans la cheminée, sans la laver. — C'est un usage d'autrefois tant que tu voudras. En attendant, c'est commode ! et ce qui est commode me va de préférence au reste !

MARIE. — Il convient de s'occuper d'abord de ce qui est sain. La poêle va trop vite — on sert la friture à moitié cuite, surtout la viande et le lard, et cela fait du mal aux enfants; car ce qui est mal cuit ne profite pas ! Je suis dans le cas, au contraire, de cuisiner tout ce que je veux sur ma plaque de fonte — ce petit fourneau a de l'esprit plus qu'il n'est gros! Tu devrais, ma Rose, en avoir un semblable.

ROSALIE. — C'est malaisé à chauffer, ces baraques noires; j'en avais déjà vu en ville et je m'étonne assez de ta patience à installer un feu de houille, si sale !

MARIE. — Pour bien faire, on chauffe avec du coke; c'est plus propre, et l'usine à gaz ne le vend pas cher. Tu vas goûter mon civet de lapin et tu m'en diras des nouvelles ! Il y a deux heures, au moins ! qu'il mijote à petit feu. Eh bien, le charbon est couvert de cendres, et marche tout seul sans qu'on le ranime.

JACQUES. — Oh ! notre dame est une soigneuse, va ! elle évite tant qu'elle peut de se salir les mains, ce qui n'empêche au besoin qu'elle sait tout de même s'en servir !

LA MÈRE TOINON. — Voilà certes, un dîner fin, ma fille. Ta soupe, le lapin aux pommes de terre et la salade à la crème — c'est très-bien. Mais comment laisses-tu passer la Noël sans faire une tarte à tes garçons ? Tu n'as donc pas eu le temps ?...

MARIE. — Et mon four, grand'mère ! Voyez-vous, que mon fourneau a un four ? Cela cuit dedans et dessus en même temps ! du même feu ! Oh ! il n'y a pas de danger que j'oublie mon petit Armand ! il y compte trop, sur sa tarte. C'est encore un des avantages de ces fourneaux de ménage. On supprime la grosse pâtisserie, qui se fait le jour du pain, et qui n'est jamais cuite assez.

CLAUDE. — Ah bah ! Les enfants de village ne sont pas délicats comme ceux des villes. Ils trouvent tout bon ! Leurs mères font pour eux ces *gaumichons* avec des pommes vertes ou véreuses, qu'elles couvrent de pâte en faisant le pain. Cela ne vaut pas le diable ! A peine cuits, on les tire de la cendre, et la marmaille s'en barbouille le nez ! — Les pâtissiers de Paris ne feraient pas fortune s'ils vendaient de la pareille marchandise !

MARIE. — Crois-moi, mon bon Claude, il est

temps de persuader nos femmes qu'elles ont tort de si mal nourrir les enfants. Il n'y a pas de bon sens ! — Cette pâte toute chaude les étouffe. — Ces mauvais fruits qui tombent, avant d'être mûrs, sont très-nuisibles, et quand les enfants sont si malades des vers, cela vient de là. En outre, il est très-malsain, pour les petits comme pour les grands, de manger à toute heure du jour et dehors de la table : tantôt des fruits, tantôt des méchants gâteaux. Les repas sont fixes : on y doit porter attention ! On a bien soin de régler la nourriture des vaches, des chevaux, et même des poules d'une basse-cour ! On en devrait faire autant avec nos enfants. C'est du moins mon avis pour les miens, et Dieu sait s'ils se portent à charme !

Rosalie. — Tu ne les tiens pas par la main, ma fille, et quand ils ont du fruit dans la poche de la blouse, pensons qu'ils le croquent à loisir ! Tu n'es pas là pour y voir ; — on en use pour t'attraper.

Marie. — Je serais bien malheureuse, ma Rose, si je supposais mes fils menteurs. Non ! ils ne m'ont jamais trompé de leur vie ! Il est vrai que je ne les accuse jamais non plus. Leur parole me suffit, et je les habitue, tout petits, à la respecter... cela se retrouvera plus tard ! Fais de même avec ton Philippe, et tu verras ! Pour les idées, pour la santé, les enfants sont ce qu'on les fait ! Cela nous regarde, nous autres !

Rosalie. — Les tours qu'ils inventent ne manquent point, pourtant ! Je veux qu'ils t'obéissent, parce qu'ils t'aiment ; — mais on ne rencontre nulle part des gamins plus résolus, plus déterminés. — Ils ont des têtes, des volontés ! Ils décident déjà de l'avenir, de ce qu'ils seront à vingt ans ! — Chacun son état : — moi, dit Christophe, c'est les bêtes que je saurai gouverner ; moi, dit Élie, c'est les maisons que je bâtirai. On n'imagine pas ces bonshommes !...

Jacques. — Laisse-nous, Rosalie ! On ne fait rien de rien. L'envie de voir et d'apprendre les pousse au travail et leur donne du cœur. Ils ne renoncent pas sur une leçon quand elle est difficile, — ni sur une besogne quand elle les fatigue. L'ambition de bien faire les occupe : c'est bon signe ! De temps en temps, s'ils ont quelque aventure, je ne les plains pas, et Marie non plus ; — aussi, d'eux-mêmes, ils y réfléchissent ! On n'enfonce bien un clou qu'après s'être un peu tapé sur les doigts avec le marteau.

La mère Toinon. — Par ces manières-là, Jacques, tu les lâches en liberté ; ce que je n'approuve pas du tout, oh ! mais, du tout ! — Ils vont, ils viennent. Élie connaît déjà le chemin de la ville, et il parle de Paris pour l'an qui vient, dès qu'il aura gagné son voyage à copier les rôles de M. le percepteur; un enfant de quatorze ans! aller seul sur les routes!

JACQUES. — Il ira, maman, soyez tranquille; j'aime mieux qu'il aille à quinze ans qu'à vingt : cela ne lui tournera pas la tête. D'ailleurs, descendant chez monsieur, il sera en bonnes mains et comme en famille. Élie est posé et dégourdi en un sens : il saura se retourner, j'en réponds!

ROSALIE. — Enfin! cela n'est pas malheureux, les voilà! On ouvre la porte de la cour, et j'entends Dragon qui jappe!

CLAUDE. — Mon chien ne gronde pas après les enfants, pensez! il y en a un autre... Voyons! qu'est-ce que c'est?

MARIE. — Où donc est Christophe? encore à niaiser... — Élie, où donc est ton frère? A la nuit, tu le sais, je ne veux point qu'on rentre les uns après les autres!...

ÉLIE. — Il arrive, mère, il arrive, n'en soyez nullement affolée. Nous ne nous attardions pas, et la classe est finie depuis longtemps; — seulement, il est bon de vous le dire, au sortir de l'école, sur la route là-haut, il faisait noir comme la gueule du loup; et vers le talus si raide qui s'en va en pente, on a entendu gémir une voix, si bien qu'Armand s'est mis sur mes talons.

ARMAND. — Oh toi ! fais le brave un peu ! tu avais peur tout autant, car la femme a un gros caniche qui nous voulait mordre. Christophe, que les bêtes aiment, a pris l'avance en disant : Tout beau ! mon chien — et cela l'a fait taire. Ensuite on a voulu parler à la femme, mais elle n'entend pas bien le français, ni ses enfants non plus. Il y en a deux, maman, voyez, ne vous fâchez pas : une fille grande comme moi , et le petit — ils sont là tous dans la grange. C'est Christophe qui a porté le garçon, tant il dormait fort et ne se voulait point mouver.

MARIE. — Est-ce une famille de gens égarés dans l'obscurité, mes enfants? Vous avez bien fait de l'amener chez nous, je ne vous le saurais reprocher, au contraire. Il faut même bien vite leur faire manger la soupe — en venant de loin ils doivent avoir grand'faim !

ELIE. — Des Allemands, mère, vous savez, du côté de l'Alsace. Ils se dirigent, paraît-il, vers nos côtes pour prendre un navire d'Amérique, où vont tous ces émigrants. Il n'y a que la femme toute pauvre et les deux petits qu'elle traîne — leurs voitures sont devant et les ont dépassés. A pied, comment rejoindre? Christophe a mis la fille à la main d'Armand, puis il s'est planté le garçon sur les épaules.

CLAUDE. — Eh toi ! pour lors, grand nigaud, tu marchais comme un cierge, à côté sans rien dire ? tu ne les aidais point ?

ELIE. — Mon oncle, je vous ai dit que c'est des Allemands. La pauvre femme a une méchante besace qu'il n'y a pas grand'chose dedans : c'est trop lourd encore pour elle, rapport aux deux enfants qui la tirent. Je lui ai pris son paquet : elle s'est quasiment pendue à mon bras ; — à l'entrée de la grange elle est tombée de fatigue sur la paille.

LA MÈRE TOINON. — Quelquefois des mendiants mettent le feu aux granges, pour voler au milieu du dommage — cela s'est vu même assez souvent ; je m'en méfie !

ELIE. — Celle-là, grand'mère, paraît toute honnête et douce ; je n'ai pas bien vu sa figure et je n'ai pas très-bien entendu sa voix — cependant j'ai compris qu'elle ne demande rien — elle pleure, voilà tout !

JACQUES. — Premièrement, pour réchauffer ces malheureux, amène-les, femme, au coin de notre feu et soupons ! La marmite est grande assez ; il y en aura pour tout le monde. Après cela, on les fera dormir, et demain ils reprendront leur chemin.

MARIE. — Comment veux-tu, l'ami, qu'ils rattrapent le restant de la bande? Au dire de ton fils il est trop tard pour regagner les charrettes! D'après le langage de cette pauvre femme, les autres sont en avant qui continuent de voyager, et la nuit peut se passer sans qu'on ait même connaissance de l'avoir laissée en arrière !...

ROSALIE. — Pauvres gens ! faut-il être dans la misère chez soi pour s'en aller ainsi au hasard des pays : — quitter sa maison, ne plus avoir ni toit ni chaume ; vivre de peu et souvent de rien, faire souffrir ses enfants, et s'exposer encore sur la mer à périr noyés... Oh, je ne voudrais jamais ! et toi, Claude ?

CLAUDE. — On s'imagine faire une fortune et ne plus travailler si fort, se goberger là-bas dans l'abondance ; en attendant, ceux-ci manquent de tout, les voilà séparés ! bien fins s'ils se retrouvent, les malheureux !

ÉLIE. — Père, si vous voulez me le permettre, je puis arranger tout ceci, et les aider sans grand embarras. Demain, au jour, vous me prêtez la carriole, nous y attelons Bijou. En une heure, au pas, nous sommes à la station pour le train omnibus. Nos voyageurs seront portés à Châlons avant midi. C'est bien d'hasard si la carriole y sera pour la nuit. De cette façon, la femme aura même le temps de guetter l'arrivée de son mari sur la route, car il chemine avec les voitures, à pied, en laissant sous la bâche les vieux, les femmes et les enfants. Une fois ensemble, ils seront contents ! Qu'en pensez-vous, père ?

Jacques. — Je pense, mon brave enfant, que ta proposition serait très-sage si nous pouvions supposer à cette famille quelques ressources en argent comptant ; mais la sacoche dont tu t'es chargé contient probablement un bien petit trésor et même, en fait d'espèces, pas grand'-chose avec rien ! D'ailleurs la femme ne promène pas les écus. Or, le chemin de fer ne charrie guère les gens pour l'amour de Dieu !

Élie. — Père, ce n'est pas une raison pour les laisser en plan, et puisque je devais aller à Paris, — eh bien, je n'irai pas ! Mon argent est à moi ! je l'ai gagné moi-même !! Il me plaît mieux de le donner pour rendre service que de le dépenser à m'amuser... C'est mon idée !

Jacques. — Ce plaisir, mon fils, tu es très-libre de le préférer à d'autres et je m'en voudrais d'y mettre empêchement. En sacrifiant ton agrément au service d'autrui, tu fais le meilleur usage possible de ta liberté : et si chacun à ton exemple s'employait à se donner à tous, aucun ne serait malheureux ! Fais-en donc à ta tête : tu es raisonnable et j'aime à te confier Bijou ; il ne t'arrivera point d'accident. C'est jour de grande fête et tu trouveras du monde plein les auberges : — mais, je m'en rapporte à toi : tu feras manger adroitement ton cheval et tu ne te prendras de dispute avec personne !

ARMAND. — J'ai faim maman, tout de même, et voudrais bien souper.

LA MÈRE TOINON. — Ah oui, mon gaillard, tu devines la tarte qui est dans le four : mais depuis qu'elle y cuit, je m'attends qu'on ne la pourra plus manger !

MARIE. — Faites excuse, grand'mère : mon petit fourneau a justement deux étages. Tout s'y tient chaud et d'un tour de clef, au degré convenable. Nous allons vitement nous mettre à table, avec votre permission, pour y goûter ensemble.

JACQUES. — Il est temps, femme, on peut le dire, car l'estomac nous crie fort ! mais je n'y ai point regret, ni vous, ma mère, je le vois. Par une nuit de Noël et par une nuit de gelée, bénissons tous le Ciel, au contraire, qui nous permet de partager notre soupe et notre feu avec ceux qui n'ont ni pain ni patrie !

FIN

TABLE DES MATIÈRES

FIN DE LA TABLE DES MATIÈRES

Imprimerie L. Toinon et Cᵉ, à Saint-Germain.

LES CAUSERIES

DU DOCTEUR

ENTRETIENS FAMILIERS

SUR L'HYGIÈNE

PAR

Mme HIPPOLYTE MEUNIER

Je ne vois point de créature
Se comporter modérément.
Il est certain tempérament
Que le maître de la nature
Veut que l'on garde en tout. Le fait-on ? Nullement.

(LA FONTAINE.)

PARIS

LIBRAIRIE DE L. HACHETTE ET Cie

BOULEVARD SAINT-GERMAIN, N° 77

—

1868